走进神秘的核医学

优秀核医学科普作品汇编

主 编◎汪 静 程木华 杨 志

副主编◎左长京 林端瑜 于江媛 卢 霞

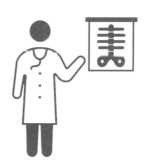

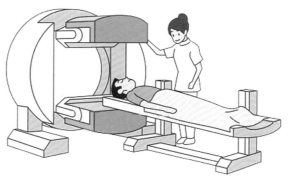

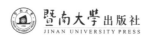

暨南大学出版社
JINAN UNIVERSITY PRESS

中国·广州

编 委 会

主　编：汪　静　程木华　杨　志

副主编：左长京　林端瑜　于江媛　卢　霞

编　者（按姓氏拼音排序）

程木华　中山大学附属第三医院
崔瑞雪　北京协和医院
弓　健　暨南大学附属第一医院
华逢春　上海中医药大学附属龙华医院
吉爱兵　江苏大学附属宜兴医院
阚　英　首都医科大学附属北京友谊医院
雷　霄　北京丰台右安门医院
李春林　首都医科大学附属北京友谊医院
李素平　川北医学院附属医院
林端瑜　福建省肿瘤医院
刘　超　云南省肿瘤医院
刘　辰　北京大学肿瘤医院
柳江燕　兰州大学第二医院
卢　霞　江苏省苏北人民医院
宋春丽　北京中医药大学房山医院
唐　毅　桂林医学院第二附属医院
汪　静　空军军医大学第一附属医院
王海军　甘肃省人民医院
王丽红　黑龙江省伊春市中心医院
武　军　山西医科大学附属汾阳医院

夏晓天　华中科技大学同济医学院附属协和医院
薛晓燕　原子高科股份有限公司
杨　志　北京大学肿瘤医院
杨治平　空军军医大学第一附属医院
易贺庆　浙江省肿瘤医院
于江媛　北京大学肿瘤医院
岳殿超　中山大学附属第一医院
张瑞国　天津医科大学总医院
赵银龙　吉林大学第二医院
郑　堃　北京协和医院
左长京　上海长海医院

图书在版编目（CIP）数据

走进神秘的核医学：优秀核医学科普作品汇编／汪静，程木华，杨志主编；
左长京等副主编 . —广州：暨南大学出版社，2024. 1
　　ISBN 978-7-5668-3808-7

　　Ⅰ . ①走… 　Ⅱ . ①汪… ②程… ③杨… ④左… 　Ⅲ . ①核医学—普及读物
Ⅳ . ① R81-49

中国国家版本馆 CIP 数据核字（2023）第 215924 号

走进神秘的核医学：优秀核医学科普作品汇编
ZOUJIN SHENMI DE HEYIXUE：YOUXIU HEYIXUE KEPU ZUOPIN HUIBIAN

主　编：汪　静　程木华　杨　志
副主编：左长京　林端瑜　于江媛　卢　霞

出 版 人：阳　翼
统　　筹：黄文科
责任编辑：曾鑫华　冯月盈　高　婷
责任校对：刘舜怡　黄亦秋
责任印制：周一丹　郑玉婷

出版发行：暨南大学出版社（511443）
电　　话：总编室（8620）37332601
　　　　　营销部（8620）37332680　37332681　37332682　37332683
传　　真：（8620）37332660（办公室）　37332684（营销部）
网　　址：http://www.jnupress.com
排　　版：广州尚文数码科技有限公司
印　　刷：广东信源文化科技有限公司
开　　本：787mm×1092mm　1/16
印　　张：12.25
字　　数：240 千
版　　次：2024 年 1 月第 1 版
印　　次：2024 年 1 月第 1 次
定　　价：78.00 元

前　言

中国核医学历经 60 多年的发展，全国各地核医学发展仍不平衡，大众对核医学知识的认识仍比较有限，甚至非核医学专业医疗人员对核医学的认识也是参差不齐。在国家政策对核医学的支持下，核医学设备及放射性药物等核医学技术迅猛发展，核医学事业正在一个快速赛道上前行，大众、患者、医疗专业人员等了解核医学知识的需求越来越大，核医学科普工作任重而道远。

为了促进核医学科普工作的进一步深入开展，调动核医学各岗位、各层次人才的积极力量，发现和推广更多的优秀科普作品，中国医师协会核医学医师分会科普信息工作组从 2021 年开始，在中国医师协会核医学医师分会年会期间举办了科普比赛，征集来自全国各地的核医学工作人员创作的 100 多篇科普作品，包括漫画、图文、视频等多种形式，其中涌现了很多优秀作品以及才华横溢的科普骨干，推动了核医学科普工作的进一步发展，也推动了核医学在医学领域以及社会大众中的认知发展。

我们从征集的科普作品中，筛选出部分优秀作品，收录汇编成本书，期望更多人了解、熟悉、应用核医学，使更多患者从核医学诊疗技术中获益。

汪　静

（中国医师协会核医学医师分会副会长）

2023 年 8 月

目 录
CONTENTS

前 言 ·· 1

第一编　神秘的核医学

初识核医学 ··· 2

诺贝尔奖与核医学 ································· 4

中国院士与核医学 ································· 11

走进核医学科里的现实工作 ··········· 13

你真的知道什么是核医学吗? ········· 18

是真的吗? —— 三甲医院里的神秘科室大揭秘 ············· 24

核医学技术在肿瘤诊疗中的应用 ············· 27

第二编　核医学诊断

一　先进的 PET/CT 显像

"核"您一起认识 PET/CT ················· 30

肿瘤君, 你已暴露了 ····················· 33

核医学检查为啥还要"打针"? ········· 36

PET 检查要求真多! 连话都不让多说? ········· 37

医生让我做 PET/CT, 好慌! ············· 41

神奇 PET/CT, 明辨人体"内邪" ········· 44

探查冬眠心肌的神器 ····················· 47

冠脉微循环, PET 来探案——聊聊 PET 的"心"技能 ········· 51

早发性痴呆找 PET/MRI ················· 55

二 常规 SPECT/CT 显像

核医学中的"神秘检查"——SPECT/CT …………………… 57

人体"黑洞"解密——心肌灌注显像 …………………… 62

肺血栓栓塞症的诊断利器——肺通气/灌注 SPECT 显像 …… 67

肾脏功能检测的神器——肾动态显像 …………………… 70

小孩也得高血压？核医学检查追"元凶" …………………… 74

核医学检查让消化道出血点无处遁形 …………………… 77

五分钟带您了解"骨显像" …………………… 80

核医学甲状旁腺显像，让甲旁亢病灶无处遁形 …………… 83

小胶囊，大智慧，让幽门螺杆菌无处可藏 …………………… 85

骨质疏松——为什么要去核医学科做检查？ …………………… 89

第三编 核医学治疗

一 甲状腺疾病

甲状腺摄 ^{131} 碘试验——甲状腺毒症的"试金石" …………… 92

甲状腺毒症的两副面孔 …………………… 95

甲亢反复复发怎么办？ …………………… 99

甲亢不用愁，核素碘解忧 …………………… 102

《我和我的家乡》与"毒性甲瘤" …………………… 103

甲减对妊娠及胎儿有影响吗？ …………………… 105

全民补碘时代，如何科学补碘？ …………………… 106

拨开"Tg"的迷雾 …………………… 112

甲癌术后不要怕，碘-131 治疗来保驾 …………………… 114

甲状腺疾病患者能否接种新冠疫苗？ …………………… 118

甲状腺癌患者需要预防骨质疏松？ …………………… 124

二 肿瘤及瘢痕核素治疗

核技术"核"你一起摆脱癌性骨痛的困扰 …………………… 126

肿瘤骨转移核素治疗：α 与 β，孰强孰弱？ …………………… 130

阿花（α）是治癌能手 …………………… 133

揭开 ^{125}I 粒子的面纱 …………………… 135

^{125}I 粒子植入术真是好 ················· 139

皮肤血管瘤的神奇贴——^{90}Sr-^{90}Y 敷贴器 ········ 146

打造"完美宝宝"——敷贴治疗 ··········· 149

巧用核素敷贴治疗各种瘢痕疾病 ·············· 153

"贴"平瘢痕疙瘩，还您美丽人生 ·············· 156

第四编　核医学新技术

"核"你讲解 PSMA PET/CT 显像 ··········· 160

mCRPC 的创新疗法——^{177}Lu-PSMA-617 ········· 163

免疫检查点的"核"心价值 ··············· 164

PET 免疫显像与 PD-1/PD-L1 免疫治疗 ········ 167

FAPI 的那些事 ·················· 169

PET-CT 可以见证您的"瘦身好脂肪" ·············· 172

第五编　核医学辐射

"核"辐射解密 ·················· 176

辐射，您无处可逃 ················· 179

无须担心 ^{18}F-FDG 显像的辐射！ ············ 186

7 000 元的 PET/CT 检查，会让人出问题？ ········ 188

核医学检查安全吗？ ················· 190

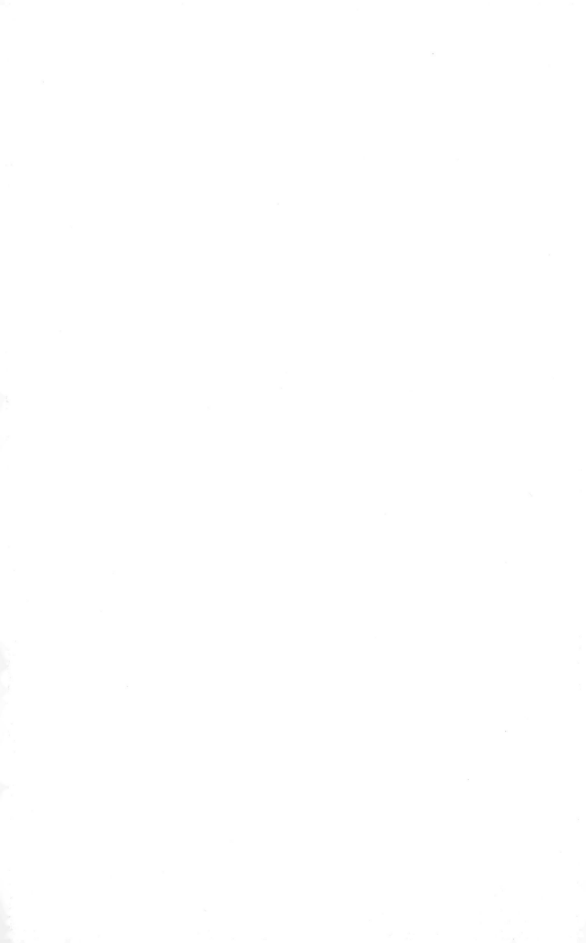

神秘的核医学

第一编

初识核医学

1895年，德国科学家伦琴发现了一种高能量、肉眼看不见却能够穿透不同物质的射线，该射线后来被称为"X射线"或"伦琴射线"。X射线的发现，为医学诊断提供了新的方法，极大程度地推动了医学影像学的发展。随后，超声、CT、核磁共振、PET等新的成像技术逐渐被应用于医学诊断，中国医学影像学也随之有了很大发展。自此，核医学这个学科逐渐引起了人们的关注。

1986年苏联切尔诺贝利核电站爆炸，该事故被认为是历史上最严重的核电事故，高浓度的核辐射让居民不得不离开。切尔诺贝利核电站废墟至今都在散发着核辐射，整座城市静谧得像一座鬼城。此后，2011年日本福岛第一核电站放射性物质泄漏事故，则直接引发了人们对"核"的恐惧，使人们在一段时间内谈"核"色变，说起核辐射、核射线就一脸恐慌。因此，很多人谈论起核医学时会有所不解、有所担心是可以理解的，但现在的核医学已经今非昔比了。

核医学作为医学的一门分支学科，越来越受到关注和重视，日益成为医院中一个不可或缺的科室，其能够通过影像手段辅助临床进行疾病的诊断，如甲状腺显像可以评估甲状腺的功能以及甲状腺结节的性质；肾动态显像可以评估双侧肾脏功能；PET/CT检查既可以用于良恶性肿瘤的鉴别、定位、定性以及临床分期，也能应用在心血管方面判断心脏有无心肌缺血、心梗等。核医学还能通过放射性核素对某些疾病进行治疗，如可用碘-131治疗甲状腺功能亢进症和甲状腺癌，云克（^{99}Tc-亚甲基二膦酸盐）治疗类风湿性关节炎，磷-32治疗皮肤血管瘤等。

核医学不论是在影像诊断技术上还是在放射性核素治疗上都日益成熟，人们所担心的辐射问题也已有一套完整的防护措施，正确认识和了解核医学才能让核医学更好地造福于广大病患。随着核医学学科医师队伍的逐渐壮大，相信未来核医学领域会有更多新的技术和新的治疗手段来更好地服务于临床，为人类医疗事业做出更大的贡献。

（作者：黄馨，广西医科大学附属肿瘤医院研究生）

诺贝尔奖与核医学

每年 10 月初，北欧国家瑞典都会短暂地成为全球新闻焦点，这是因为物理学、化学、生理学和医学领域科学家的最高奖励——诺贝尔奖会在这里揭晓。20 世纪以来，诺贝尔奖被授予推动人类学术前沿的"超级英雄"，构成了科学史的生动线索。

诺贝尔奖设立的时代，人类正快步走进"原子世纪"。因此，许多原子核科学的重要学者也都收获了这一奖励。这些物理学家、化学家和工程师，在核医学的发展史上留下了他们的足迹。

1. 从居里夫人到西博格：放射性核素的治疗应用

玛丽·居里（Marie Curie），世称"居里夫人"，被称为 20 世纪最伟大的女性科学家，她于 1903 年获得诺贝尔物理学奖，又于 1911 年获得诺贝尔化学奖。居里夫人的主要贡献在于对放射性的研究和新放射性元素的分离。事实上，居里夫人也被称为医学物理学第一人。她的生日 11 月 7 日被国际医学物理组织（IOMP）确立为国际医学物理日。

居里夫人一直致力于用核技术创造人类的幸福生活，这里特别包括核技术的医学应用。第一次世界大战期间，居里夫人不仅改造并在战场上主持推广了移动车载 X 射线成像设备（这种车辆被称为"小居里"），她还利用镭进行伤口与器械的消毒。这种利用放射性核素的直接生物效应进行治疗的技术，可以看作近距离放疗的先声。

后来，在她和丈夫皮埃尔·居里（Pierre Curie，与居里夫人同获 1903 年诺贝尔物理学奖）创立的研究机构中，放射性核素的医学应用也成为研究的重点。居里夫人本人早先也曾和同获 1903 年诺贝尔物理学奖的亨利·贝克勒尔（Henri Becquerel）发表过放射线生理效应的论文。他们发现镭会灼伤人的皮肤。居里夫妇的女儿伊雷娜·约里奥–居里（Irène Joliot-Curie）和女婿弗雷德里克·约里奥–居里（Frédéric Joliot-Curie）共同获得了 1935 年诺贝尔化学奖。他们获得这一奖项的原因是他们发现了利用 α 粒子照射靶材料产生放射性同位素的技术，这一技术成为生产医用放射性同位素的方法之一。

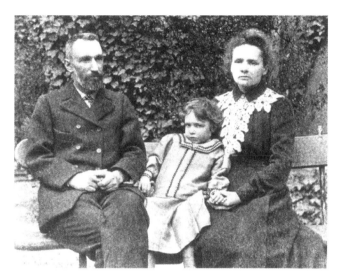

图1　居里夫妇和女儿——三位诺贝尔奖得主的合影

在此之后，以放射性粒籽源为工具的近距离放疗逐渐成为放疗肿瘤学的重要治疗手段，这与居里夫人的贡献直接相关。目前，镭的放射性同位素 ^{223}Ra 又为核素治疗赋能，被再次引入临床。

索尔·赫茨（Saul Hertz）是"诊疗一体化之父"，他探索了不同于放射性核素外照射的另一种利用放射性核素的医学技术。在麻省总医院从事甲状腺疾病研究的赫茨，受到当时麻省理工学院校长卡尔·康普顿（Karl Compton）的启发，提出利用放射性碘治疗甲状腺疾病。在人体的器官中，甲状腺能够高度特异性地富集碘元素。当患者服用了碘的放射性同位素后，这些富集在甲状腺的同位素就能杀死甲状腺细胞和组织，从而治疗甲状腺疾病。1937 年，赫茨与麻省理工学院的放射性核素专家亚瑟·罗伯茨（Arthur Roberts）合作，用放射性同位素碘–128（^{128}I）进行了动物实验，证实了这一核素的示踪效果。然而，碘–128 的半衰期只有 25 分钟，作为治疗性核素还远远不够。

加利福尼亚医生约瑟夫·汉密尔顿（Joseph Hamilton）和加州大学伯克利分校的梅奥·索雷（Mayo Soley）也意识到了这个问题。他们希望改进放射性碘治疗，于是向后来获得 1951 年诺贝尔化学奖的加州大学伯克利分校教师格伦·西博格（Glenn Seaborg）请教。而西博格和同事约翰·列文古德（John Livingood）在 1938 年通过加州大学伯克利分校的回旋加速器成功地生产了碘的另一个放射性同位素碘–131（^{131}I）。这一放射性同位素具有 8 天的半衰期，是非常理想的治疗性核素。1941 年，在赫茨的推动下，碘–131 疗法在马萨诸塞总医院进入临床应用。直到今天临床上仍在大量运用这种治疗方法。幸运的是，西博格的母亲后来患甲状腺疾病时，也及时得到了碘–131 的放射性碘治疗。

2. 从赫维西与耶洛到核素示踪与分析

乔治·德·赫维西（George de Hevesy）因为"同位素稀释原理"获得了 1943 年的诺贝尔化学奖。这一原理是核医学的重要基础，因此他也被称为"核医学之父"。

赫维西最早的研究对象是植物。1923 年，他在丹麦哥本哈根大学首先用放射性核素铅–212（^{212}Pb）处理蚕豆，研究植物对铅元素的代谢规律。次年，他还用铋–210（^{210}Bi）和铅–210（^{210}Pb）对兔子进行了研究。因为放射性核素标记的化合物具有和稳定同位素化合物相似的化学性质，所以它们的分布规律几乎一样，放射性核素标记的化合物的空间位置和浓度与稳定同位素化合物呈固定比例（需要考虑衰变规律）。这就是赫维西利用的原理，也是核医学中默认的前提。除了利用放射性同位素，赫维西还用重水养金鱼甚至自己饮用，观察稳定同位素对生命活动的影响，可以说兴趣非常广泛。

赫维西还有很多轶事。据说他早年在曼彻斯特时期，每日饭菜由房东提供。一日，他偷偷在吃剩的土豆泥里面加入了放射性同位素铅–212。第二天，他果然在当日的土豆泥里检测出了放射性，说明房东用剩菜糊弄他。而另一件更为可信的事情发生在第二次世界大战期间，彼时赫维西在哥本哈根大学和尼尔斯·玻尔（Niels Bohr，1922 年诺贝尔物理学奖得主，赫维西的合作者）一起工作。为了保护马克斯·冯·劳厄（Max von Laue，1914 年诺贝尔物理学奖得主）和詹姆斯·弗兰克（James Frank，1925 年诺贝尔物理学奖得主）的金质诺贝尔奖章免遭德国入侵者劫掠，赫维西将奖章溶解在王水中，并成功躲过搜查。战后，诺贝尔委员会从王水中还原出了金，并重铸了奖章。

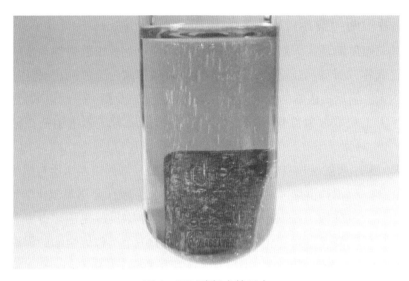

图 2 可以溶解金的王水

1977 年的诺贝尔生理学或医学奖颁发给发现脑内生成的肽激素的科学家。一半的奖金平分给独立分离出这类激素的罗杰·吉尔曼（Roger Guillemin）和安德鲁·沙利（Andrew Schally），另一半奖金分给开发放射免疫分析方法对这类肽激素进行研究的罗莎琳·耶洛（Rosalyn Yalow）。

耶洛的经历十分曲折。她的学术背景是物理学，因为丈夫的关系偶然接触了放射性核素的医学应用。第二次世界大战结束后，她加入了纽约的布朗克斯退伍军人事务部医院，建设了一个核素室。在那里，她的研究工作一开始涉及一些传统的核医学课题，如血容量的核素测定、甲状腺疾病的诊断和碘代谢动力学，以及球蛋白的分布研究。到了 1959 年，她的研究扩展到胰岛素等小分子上，于是她开发了用放射性偶联抗体标记小分子的分析方法。至此，放射免疫分析技术诞生了。

放射免疫分析的基本原理与赫维西的同位素稀释原理一脉相承。在几十年间，它不仅成为生物分子体外定量的重要研究工具，支持了大量生命科学和基础医学研究，还得到了临床应用，帮助疾病的诊断。随着现代生物分析技术的发展，放射免疫分析已经不复往日荣光，但耶洛的科学贡献仍然影响着学术的发展。

3. 劳伦斯与费米：核素人工生产

居里夫妇早期是从天然放射性物质中提取、纯化获得放射性核素的。这种方法不仅低效，而且只能获得天然存在的放射性核素。这样的放射性核素生产技术显然无法满足核医学的巨大需求。他们的女儿、女婿——约里奥–居里夫妇则发现了人工获取放射性核素的方法。他们利用 α 粒子轰击铝箔，创造出了磷–30（^{30}P）核素。

今天，医用放射性核素的获得主要有两个途径，即回旋加速器与核反应堆。

1901 年，弗雷德里克·索迪（Frederick Soddy，1921 年诺贝尔化学奖得主）和欧内斯特·卢瑟福（Ernest Rutherford，1908 年诺贝尔化学奖得主）观察到元素通过放射性衰变自发变化的过程，并且用了一个类似炼金术的词汇调侃其为"嬗变"。1932 年，他们的同事约翰·科克罗夫特（John Cockcroft）和欧内斯特·沃尔顿（Ernest Walton）利用他们开发的科克罗夫特–沃尔顿加速器加速 α 粒子轰击 ^{14}N，首次引发了人工核嬗变，第一个人工核反应产生了。他们因这一工作被共同授予了 1951 年的诺贝尔物理学奖。

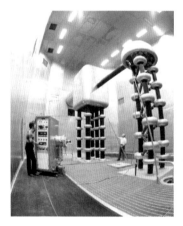

图 3　科克罗夫特–沃尔顿加速器

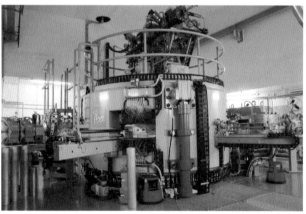

图 4　回旋加速器

20 世纪 30 年代，加州大学伯克利分校的欧内斯特·劳伦斯（Ernest Lawrence）制造了一种更加实用化的粒子加速设备，即回旋加速器。这一加速器仍是目前核素人工生产的主流工具，无论是医院核医学科还是核素生产企业，都在使用劳伦斯发明的这种设备。这一发明让劳伦斯获得了 1939 年的诺贝尔物理学奖。

劳伦斯于 1931 年在伯克利创办了加州大学放射实验室，也就是后来的劳伦斯伯克利国家实验室。这一实验室是全球放射化学研究实力最强的实验室之一。

劳伦斯本人也在曼哈顿计划中参与了带有军事目的的放射性核素生产。

除了加速器，核反应堆因为其较高的中子通量和低廉的运行成本，也成为几种重要医用放射性核素的来源。第一个核裂变反应堆是1942年在芝加哥大学体育场下面建立的芝加哥1号堆，这也是曼哈顿计划的一部分。领导这一工作的科学家是意大利裔的恩里科·费米（Enrico Fermi），他曾获得1938年的诺贝尔物理学奖。费米的获奖原因是超铀元素的发现，但随后奥托·哈恩（Otto Hahn）等人发现，费米当时报道的现象并非超铀元素，实际上是反应堆的物理基础——核裂变。哈恩本人也因为发现核裂变现象，获得了1945年的诺贝尔化学奖。

4．值得期待的候选人：菲尔普斯与福勒

早在1979年，阿兰·科马克（Allan Cormack）和高弗雷·豪斯费尔德（Godfrey Hounsfield）因为CT方面的先驱性研究获得了诺贝尔生理学或医学奖。2003年，开发MRI技术的先驱者保罗·劳特布尔（Paul Lauterbur）与彼得·曼斯菲尔德（Peter Mansfield）也获得了诺贝尔生理学或医学奖。传统影像医学领域两大重要技术的先驱者都获得了诺贝尔奖，那么核医学领域是否有相当分量的科学家呢？

笔者认为，值得被授予诺贝尔生理学或医学奖的核医学领域重要科学家一共有三位，他们分别是PET技术的开创者——原加州大学洛杉矶分校的迈克尔·菲尔普斯（Michael Phelps）、FDG的先驱——原日本东北大学的井户达雄（Tatsuo Ito）和原布鲁克海文国家实验室的乔安娜·福勒（Joanna Fowler）。

菲尔普斯是PET技术的开创者之一。他于20世纪70年代在圣路易斯华盛顿大学，发展了利用正电子湮灭符合探测原理进行图像重建的技术，并在爱德华·霍夫曼（Edward Hoffman）及米歇尔·特波戈希安（Michel Ter-Pogossian）的带领下研制了被称为"PETT"（positron emission transaxial tomograph）的新型核医学成像技术。1974年，第二代PETT系统研制成功并获得了理想的图像，这被一些人认为是PET技术的正式开端。菲尔普斯本人后来去了宾夕法尼亚大学和加州大学洛杉矶分校，在那里继续从事PET方面的研究，培养了萨姆·甘比尔（Sanjiv Sam Gambhir）等著名的学生。菲尔普斯是非常活跃的PET研究者，撰写了几本重要的PET专著，对该领域的贡献卓著。

目前PET扫描中最常用的放射性药物是氟的代脱氧葡萄糖（^{18}F-FDG，简称FDG）。这一药物是葡萄糖的类似物，它能够富集在葡萄糖消耗量大的组织中。而根据沃伯格效应，肿瘤对于葡萄糖的消耗量很大，因而呈现对FDG具有高摄

取的特点。FDG 是核医学临床诊断中最重要的放射性药物，在肿瘤和其他疾病的诊断中发挥了巨大的作用，帮助了许多患者。最早通过放射性标记获得这一分子并进行核医学应用的机构是美国劳伦斯伯克利国家实验室，其中代表人物包括井户达雄和福勒。通过他们开发的放射性标记方法，宾夕法尼亚大学的研究人员于 1976 年获得了人类历史上第一张 FDG 的 PET 影像。

一些做出同样杰出贡献的专家已经离我们而去了，如大卫·库尔（David Kuhl）、哈尔·安格尔（Hal Anger）、亨利·瓦格纳（Henry Wagner）等。此外，许多出色的医务人员、科学家、工程师为核医学及相关学科发展也做出了巨大贡献。

自从 1901 年首次颁奖以来，诺贝尔奖见证了一个多世纪的学术发展，真实记录了人类科学技术进步的里程碑，汇集了改变世界的关键人物。以诺贝尔奖得主为线索，我们可以构想核医学前沿技术发展的历史图景。通过重要科学家、科研团队、医务工作者和工程技术人员的不断探索，核医学在疾病的早期诊断、鉴别诊断、诊疗一体化治疗等方面发挥着越发重要的作用，使广大患者从核医学技术中受益。

（作者：孟祥溪，北京大学肿瘤医院核医学科）

中国院士与核医学

赵忠尧（1902—1998），中国科学院院士、著名核物理学家，浙江诸暨人，中国核物理研究和加速器建造事业的开拓者，为在国内建立核物理实验基地做出了重要贡献。

赵忠尧是世界上首位准确预测正负电子对撞结果的科学家，也是人类物理学史上第一个发现反物质的物理学家。他是大师中的大师，是人类科学史上的巨星，更是值得中国人景仰的英雄。他的研究成果为美国研制世界上第一颗原子弹奠定了理论基础。中国第一颗原子弹爆炸、中国第一枚氢弹爆炸、中国第一艘核潜艇入水、中国第一座核电站破土动工，有一半的技术力量来自他和他的学生们。从中科院近代物理所到中科大近代物理系，他为我国原子核物理、中子物理、加速器和宇宙线研究培养了大批优秀人才。诺贝尔奖获得者李政道与杨振宁都曾受教于他，在"两弹一星"功臣中，有八位是他的学生，他们是王淦昌、赵九章、彭桓武、钱三强、王大珩、陈芳允、朱光亚、邓稼先。

赵忠尧为近代物理学中量子力学的发展和新中国科技教育事业做出了卓越的贡献，他一生为人正直、忠于科学、潜心研究、朴素无华，是一位为中国核物理事业呕心沥血奉献了一辈子的爱国者。

王世真（1916—2016），中国科学院院士、生物化学家、核医学家。原籍福建福州，出生于日本千叶，曾任中国科学院学部委员、中国协和医科大学教授、中国医学科学院放射医学研究所名誉所长。

王世真在中国引入了同位素标记物合成、液闪测量、放免分析、医用活化分析、稳定核素医学应用、放免显像等技术，系统地进行了甲状腺激素的示踪研究，是国际上早期合成放射性标记物的研究工作者之一。20 世纪 60 年代，他在国际上首次研制出 6-碘代胆固醇用于肾上腺皮质显像，并首次合成了用于研究人体内蛋白质代谢的稳定核素 ^{15}N 标记甘氨酸，建立了用气相层析—质谱—计算机（GC-MS）联用仪进行生物样品中稳定核素定量的方法，用于人体的代谢研究。1990 年，王世真在国内首先建立了 ^{13}C–脂肪酸和 ^{13}C、^{14}C 双标记呼气实验以及 ^{13}C–尿素呼气实验诊断胃幽门螺杆菌（Hp）的方法。他的实验组在国内成功研制了多种新型放射性核素显像剂，并制成药盒用于临床。1998 年，王世真与 19 名院士发出呼吁，并最终在北京协和医院建立了中国国内第一个由政府资助的 PET 中心。2007 年，经他再次推动，在北京协和医院引进了国际上最先进的 PET/CT 仪和小动物 Micro-PET，为进一步推动分子影像学在中国的发展奠定了良好的基础。王世真主编了《分子核医学》《核医学与核生物学基础及应用》《中国医学百科全书·核医学卷》等 17 部著作，发表论文 200 余篇。

王世真是世界上最早参与研究放射性核素的科学家之一，回国后一直忘我地投身于中国核医学事业，堪称"中国核医学之父"，在他的引领下，中国核医学以综合实力成为亚洲核医学领域的领跑者，也跻身世界核医学先进行列。

（作者：李春香，齐齐哈尔医学院附属第一医院核医学科）

走进核医学科里的现实工作

雪一般的衣裳，有着雪一般温柔、纯洁的内心，承载着许许多多年轻人的梦想，寄托着一代代人的希望，这就是我们的工作服——白大褂。今天笔者带您一起"核医学科一日游"，让您从谈"核"色变、不敢进行检查到了解分子影像；认识一个充满活力、为您的健康保驾护航的团队。

1. 核药人——化学师

早上 6 点，深圳早上的太阳刚刚升起，核医学科就迎来了第一批上班的同事们——化学师。他们嘴里哼着："早起打靶产核素，靶药结合全自动。临床责任不能少，药物质量有保障。核与药在手，功能显像全可有。"便开始了一天的工作。

在临床中，将放射性核素与靶向药物结合，利用药物的定位功能将核素运送至器官或病变组织，通过核素发出的射线可达到诊断或治疗的目的。化学师的工作主要是临床放射性药物的制备及质控，可根据患者的需求制备不同功能的显像药物，为临床医生提供相应的服务。

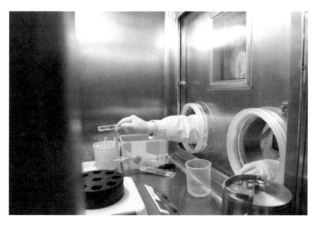

图 1　化学师的日常工作

2."辐射管家"——物理师

提到核医学物理师，大部分人都是一头雾水，即使是医院同行对其也知之甚少。物理师是一个非常小众的职业，据 2020 年统计，全国所有医疗机构的核医学物理师总共才 116 人。物理师数量虽少，但在核医学中发挥着非常重要的作用。

核医学物理师的工作要点首先是质量控制。核医学科医疗设备的参数选型、验收测试、日常的系统和数据维护、每日的设备质控都需要物理师来完成，以保证设备软硬件的精确运转。物理师还必须对当天使用的每份放射性药物的种类、名称、生产日期、生产批号、有效时间逐一进行核对，并按法规要求对其放射性活度进行一定比例的抽查，确保药物完全符合显像或治疗的要求。

其次是辐射安全管理。物理师需要对科室潜在的辐射危害制订周密的监测方案，预防辐射事故的发生，尽可能降低患者、工作人员和公众的受照剂量。

再次是信息系统的管理。物理师通过整合科室网络资源，实现患者检查数据的数字化储存与管理，对科室的诊疗进行全流程的监管、质控与优化，提高医护人员的工作质量和效率，为临床和科研提供全面的数据支持与分析。

最后物理师还承担一定的教学、科研和培训任务，并不断探索核医学新技术的发展，力争掌握最前沿的专业知识。

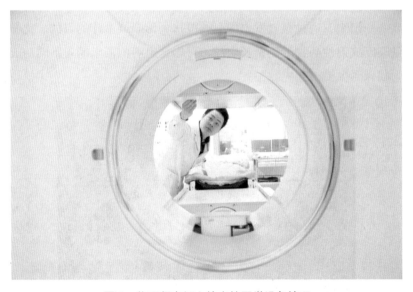

图 2 物理师在细心检查核医学设备情况

3．"铅衣玫瑰"——护士

她们不施粉黛，一袭蓝衣，却有一番与众不同的美。核医学科护士的工作看似简单，却并不轻松。她们责任重大。核医学检查项目繁多、流程复杂，从开始预约到最终患者拿到报告，整个过程中都能看到她们忙碌的身影。她们全副武装，穿着铅衣，像"树"一样站在铅窗后，隔着铅窗核对患者信息、注射、安排扫描时间、交代注意事项、维持秩序等。核医学科护士一旦操作不当，就可能造成显像不理想甚至扫描失败，所以核医学科护士不但要具备较高的穿刺技术和注射技巧，还得兼具内科、外科、急诊等多项技能，故"铅衣玫瑰"的称号名副其实。

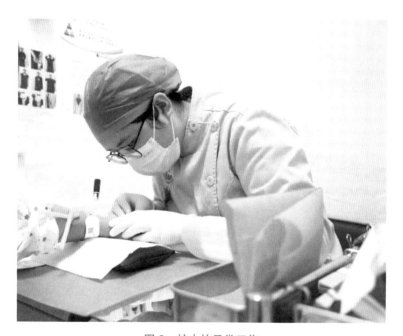

图3 护士的日常工作

4．"铅衣战士"——技师

沉重的铅衣虽然能挡住射线，但挡不住核医学科技师小伙子们的阳刚之气和帅气魅力，他们是核医学诊疗里不可缺少的技术人才，也是保证医院日常诊疗工作得以顺利开展的润滑油。既能哄小孩做检查，亦能耐心指导老人呼吸的核医学科技师，凭借过硬的专业水平和负责任的态度服务患者的同时，也在进一步探索操作和维护核医学的各类设备、掌握核医学各类设备的扫描参数的意义。他们不断掀起大型医疗设备神秘的"面纱",走进它们"心里",挖掘运用新技能,为进一步提高医疗水平贡献出自己的一分力量。

另外,技师还是核医学检查中患者危急情况的第一站哨兵,技师在核医学技术操作时,不仅要检查图像质量,还要密切观察患者的体征状况,运用自己敏锐的洞察力查看图像,发现患者的危急值并及时上报,与医生并肩作战,共同承担救死扶伤的重任。

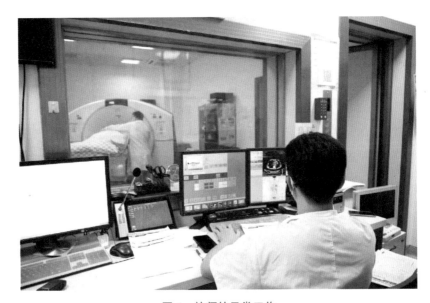

图4 技师的日常工作

5. "红点狙击手"——医师

从传统医学逐步发展到精准医学,人们对影像的要求并未止步于形态显示的水平,而是对病变部位分子机制和治疗靶点不断深入探索。PET/CT不仅满足了这一时代的需求,同时也不断提高了对核医学医师业务能力的要求。对医师而言,PET/CT检查报告不仅是技术,更是"心术"。面对每个病人数千幅图像,他们凭着过硬的学术水平、敏锐的洞察力、高度的责任感、好学精神及细心认真的态度,阅读、诊断每个图层及每个病灶,以"怎么给自己写报告就怎么给患者出报告"的医德作风对疾病实施精确诊断。

核医学科里的"90后"年轻医师们向笔者分享了他们新的杰作：

　　我是一目十行眼，3D全身扫描仪。

　　我是红点狙击手，千幅图像找目标。

　　我是随访追踪员，随诊复查密切观。

　　我是病史采集官，抽丝剥茧名侦探。

　　我是病变连连看，对比老片来断案。

　　功能显像本领大，安全辐射不要怕。

　　核医与您是一家，保驾护航你我他！

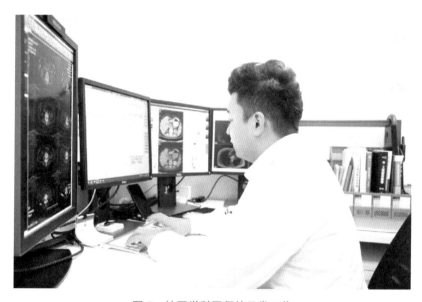

图5　核医学科医师的日常工作

　　下午6点，核医学科的同事们多数还坚守在自己的岗位上，用实际行动点燃自己，表达年轻人对工作的热爱和责任，为深圳市医疗卫生事业贡献自己的一分力量。

（作者：西尔艾力，中国医学科学院肿瘤医院深圳医院核医学科）

你真的知道什么是核医学吗？

有一个神秘的科室，有人以为它和核武器有关，有人以为它是做核磁共振的，甚至有的医生都不知道它的存在。这个科室虽然不被大众所熟悉，却给癌症患者的诊治带来了巨大的福音。

它就是核医学科，是一门利用核技术进行疾病诊断和治疗的学科。

"什么？核医学？听起来怎么有点儿恐怖呢！"

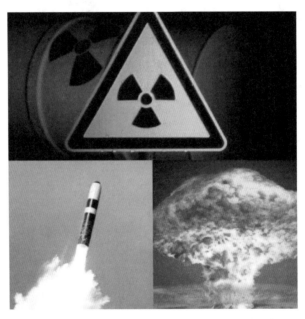

图 1　大众眼中的核医学总是和核武器联系在一起

核医学其实一点都不恐怖，核武器我们没有，但是"秘密武器"还挺多！下面笔者向大家介绍核医学科常规开展的一些诊治项目。

1. PET/CT 是什么

很多人问，核医学科的 PET/CT 是给小猫小狗用的宠物 CT 吗？当然不是，如果真是宠物 CT，那它就该在宠物医院出现了。

PET 不是 pet，而是正电子发射计算机断层显像（positron emission tomography）的英文缩写。PET/CT 是集 PET 与 CT 两种检查于一体的融合显像，是核医学中的"硬核"检查。

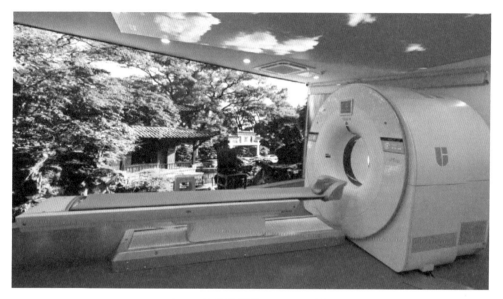

图 2　核医学科的 PET/CT 设备

常见的 X 线、CT 等检查是利用解剖结构的变化来诊断疾病，而 PET/CT 借助病变部位的功能、代谢等变化来诊断疾病。

CT 就像是"探照灯"，"光源"在体外，"照"一下就可以得到清晰的解剖图像。PET 则是"GPS 定位器"，"光源"在体内，并且来自病变的细胞，可以反映细胞分子水平的功能改变。部分疾病早期并未出现组织结构的变化，而仅出现代谢水平的改变，PET/CT 应用特异放射性分子探针可以探测到代谢功能的早期变化，在疾病的早期诊断方面具有显著优势。尤其是在良恶性疾病的鉴别、寻找肿瘤原发灶等方面具有绝对优势，堪称追踪肿瘤的"生命雷达"。

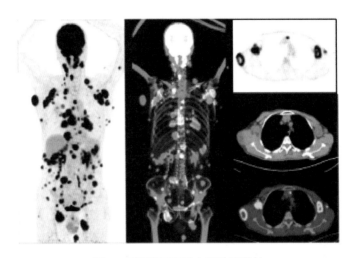

图 3　PET/CT 显示全身肿瘤病灶

注：除外大脑、膀胱等器官是正常的生理性摄取，其余显像剂浓聚区均提示肿瘤病变。

并且，PET/CT 通过一次显像，就可以获得全身各部位的功能图像和解剖图像，具有"一次检查，全身成像"的优势。

2. SPECT/CT 是什么设备

有人把 ECT 和 ETC（electronic toll collection system，电子收费系统，简称 ETC）混淆，以为接受核医学科检查还要交过路费。

其实不是，ECT 又称 SPECT，SPECT 是"单光子发射计算机断层扫描"这一名词的英文"single photo emission computed tomography"的简写，是核医学另一项重要检查技术，广泛地应用于疾病的功能诊断。

SPECT 与 CT 结合就有了 SPECT/CT，主要用于脑灌注显像、心肌灌注显像、肺灌注显像、肾功能显像、全身骨显像、甲状腺显像、肝胆显像、唾液腺显像、淋巴显像等，可以提供脏器或病变组织的功能与代谢信息。

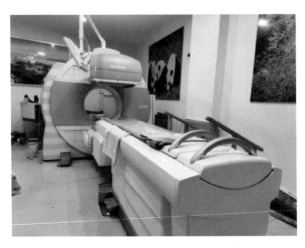

图 4　核医学科的 SPECT/CT 设备

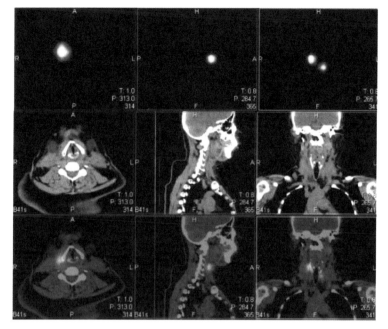

图 5　SPECT/CT 显示甲状腺癌患者术后颈部摄锝组织影（彩色浓聚区）

在医学影像的发展过程中，功能图像和解剖图像的结合是未来的一个趋势，融合显像必将得到更广泛的临床应用。

3．体外免疫分析也可查癌吗

如果你已经步入中年甚至晚年，去体检的时候医生会建议你加做一套肿瘤标志物检查，你可能会疑惑这是什么，抽个血就能查肿瘤，这么神奇吗？

确实有点神奇哦！因为这涉及核医学的另一临床应用——体外免疫分析。

体外免疫分析利用放射性免疫分析及其相关技术，能完成多项人体血液体液微量物质的检测，为疾病诊断、治疗及预防提供相关信息，将核医学的相关技术应用于医学检验领域。简单来说，体外免疫分析应用最多的地方是核医学里的检验科。

体外免疫分析可以检验的项目多达几十项，包括肿瘤标志物、甲状腺功能测定、性激素、维生素等，可以用它来检测甲亢患者的甲状腺激素及相关抗体，孕早期检查 HCG（human chorionic gonadotropin，人绒毛膜促性腺激素）的医学技术也和它相关。

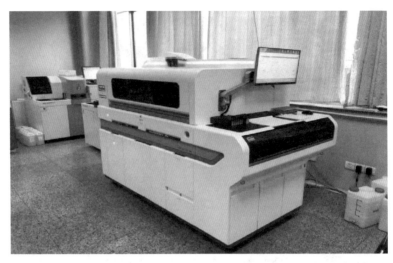

图 6　体外分析全自动化学免疫分析仪

4. 核医学科还能治疗疾病吗

你可能想不到吧，核医学也能用于治疗——核素治疗。

核素治疗的原理是利用放射性射线对肿瘤组织或病灶进行内照射，抑制或破坏病变细胞的生长，从而达到治疗疾病的目的。

放射性核素是一个"神枪手"，以特定分子探针携带核素释放射线，把射线当子弹，消灭那些已经发生病变的细胞。

核医学最经典的治疗项目是利用碘-131 治疗甲亢和甲状腺癌，它简便、无创、性价比高。其他的治疗包括镥-177 治疗前列腺癌与神经内分泌肿瘤、镭-223 治疗骨转移、锶-90 敷贴治疗瘢痕等。

5. 核医学的辐射，您不害怕吗

说了那么多，大家可能还是害怕，会问："这个东西有辐射，对我的身体是不是有害啊？"

其实辐射这个东西是无处不在的，从你每天呼吸的空气、吃的食物、喝的水，到你用的手机、家里的家具，都在发出辐射。

再比如，生活中常见的吸烟也有辐射。若每天抽 20 支烟，每年辐射剂量最高可达 35mSv 左右（不同品种的香烟，含放射性同位素钋-210 的剂量不同），比来核医学科做一次检查接收到的辐射量还高很多，你怕了吗？

王世真院士曾说："核医学是很安全的，因为它所用的剂量非常小。打一个比方，水会淹死人，但你喝一杯水不会淹死。电会电死人，你不能跑到高压电下面，但你用手电筒，肯定电不死人。同样的道理，核医学的辐射量很小，小到比低压电还安全。"

核医学使用的药物"保质期"很短。使用较多的放射性核素氟-18，半衰期在 109 分钟左右，SPECT 检查用的锝-99m 的半衰期大约为 6 小时，再加上人体的代谢和排泄，承受的辐射剂量对人体来说是很安全的。

（作者：饶梓娟，西南医科大学附属医院核医学科研究生）

是真的吗？—— 三甲医院里的神秘科室大揭秘

在临床工作中，我们经常会遇到患者和其他科室的医生询问有关核医学科的各种各样的问题。本次我们以"是真的吗？"为序幕，开启核医学科首档互动求证栏目。

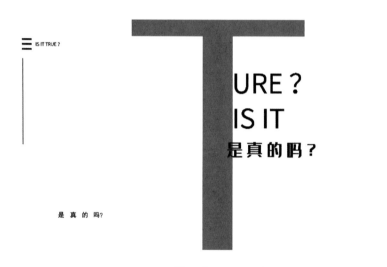

图 1　核医学科之"是真的吗？"

让我们一起来揭开核医学科的神秘面纱吧！

节目的开始，我们从一位患者的入院讲起。

这位患者在生病入院之后，便拿到了管床医生开具的核医学科检查。他情不自禁地联想起超声、CT、MRI 等检查，内心充满了疑惑。他认为医院可能是开具了相似的检查项目，那事情的真相是什么呢？

提问一：核医学科与放射科的检查项目是一样的吗？这样做会不会是"多此一举"呢？

真相君：让我们用影像学图像来揭秘事实的真相……

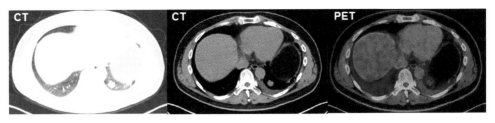

图 2 放射科与核医学科的检查

CT、MRI 主要了解患者组织或者器官的解剖结构，在观察功能方面较差。

ECT、PET 主要观察患者组织或者器官的功能、血流、代谢等情况，在显示解剖结构方面较差。

这位患者在了解核医学科检查不同于其他检查项目的优势之后，内心犹豫是否要去做核医学科检查。他看到核医学科里的"核"字就联想到核能、核武器、核爆炸，心里不免有些恐惧。那核医学科检查的辐射剂量到底是多少呢？

提问二：辐射是无处不在的。核医学科检查的辐射剂量是不是很大呢？

真相君：让我们用数据说话，一起建立对核医学科检查的信心，打破核医学科检查辐射方面的谣言。

人类在天然辐射中生存和进化。在地球的不同地区，天然辐射有较大差别，天然辐射最高的区域可达每年 260mSv。而我国公众所受的天然辐射年均有效剂量为 2.3mSv，低于世界平均值 2.4mSv。让我们来看看表 1 中医学诊断照射有效剂量的数据统计结果吧！

表 1 医学诊断照射的有效剂量

诊断程序	有效剂量 /mSv	诊断程序	有效剂量 /mSv
常规 X 线检查		CT 检查	
四肢	0.001	颅脑	2.0
胸部	0.100	胸部	8.0
颅骨	0.060	腹盆部	10.0
椎体	1.000	腹盆部增强	20.0
盆腔	0.700	核医学检查	
腹部	0.700	肾动态显像	1.0
钡剂灌肠	7.200	全身骨显像	4.0
全消	3.000	肺灌注显像	1.0
静脉尿路造影	2.400	甲状腺显像	1.0

注：结果取自 ICRP。

这位患者在完成预约检查后，并未按照规定的时间来到核医学科检查室。在核医学科医生与患者联系时，他告诉医生自己临时有事，希望医生帮忙另安排时间或者退费。医生回复患者提前预订的显像剂药品是专药专用的，不按照规定时间使用会过期、失效。

患者产生了巨大的疑惑，明天来核医学科做检查不可以吗？这些药物为什么会"凭空消失"呢？

提问三：未按照规定时间使用的放射性药物是"凭空消失"了吗？

真相君：这就要讲到物理小知识了。

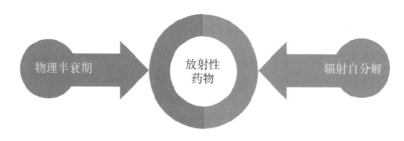

图3　放射性药物的物理半衰期和辐射自分解

放射性药物短时间内失效的大部分原因，在于它本身的物理半衰期和辐射自分解。放射性药物具有物理半衰期，所以不仅它的放射量会随时间推移而减少，其内在质量也会发生改变。放射性核素衰变发出的粒子或射线会作用于放射性药物本身，可导致其在体内的生物学行为发生改变。因此，核医学科医生总是强调"时间"的重要性。

显然，正是因为放射性药物具有这样的特性，保证了患者在完成相关检查后，身体内的大部分药物已经衰减，所以一般不会对患者以及周围人群造成影响。

那么，现在大家对这个神秘科室有初步认识了吗？

临床核医学利用核有关技术和手段对疾病进行诊断与治疗，其中包括SPECT/CT、PET/CT及PET/MR影像诊断、核素治疗、骨密度检测等。核医学科在指导临床制订精准治疗方案、诊断疑难杂症等方面具有独特优势；在疾病的治疗方面，利用核素发射出的射线，靶向作用于病变组织，杀伤病变细胞，而对非靶器官损害较小。甲亢、甲状腺癌、骨转移瘤等均可采用核素治疗。

（作者：毋若琳，武汉协和医院核医学科研究生；指导教师：夏晓天、高再荣）

核医学技术在肿瘤诊疗中的应用

每年的 2 月 4 日是"世界癌症日"。2022—2024 年"世界癌症日"的活动主题为"整合卫生资源，医疗人人共享"。近年来，全球癌症发病率和死亡率持续上升，世界卫生组织国际癌症研究机构数据显示，2020 年，全球新增癌症病例约 1 930 万，死亡人数约 1 000 万。

癌症是可防、可筛、可治的。对于很多疾病来说，能否早期发现、及时治疗，是决定预后的关键。尤其是对于有癌症家族史、潜在患癌风险的人群，需要定期体检，在核医学科进行肿瘤标志物检测，以进行肿瘤早期筛查。当肿瘤标志物检测结果出现异常增高，提示可能存在肿瘤性病变时，核医学科具备功能与解剖结构融合模式的 PET/CT 检查，可以选用多种分子探针对可疑病变进一步精准诊断。其精准的解剖定位及特异的分子探针使病变显示更准确、更全面，极大地提高了肿瘤性病变诊断及临床分期的准确性，为临床治疗方案的选择提供科学依据。

更重要的是，核医学放射性核素治疗也是恶性肿瘤治疗的一种选择。经过半个世纪的研究探索，放射性核素治疗已成为临床重要的治疗手段，是近年来最活跃、发展最快的医学领域之一。放射性核素治疗恶性肿瘤的原理是利用荷载放射性核素的放射性药物能够高度集中在病变组织的特性（高度靶向性），以放射性核素衰变过程中发出的射线近距离照射病变组织，使之产生电离辐射生物效应从而起到治疗作用。其中既有经典的治疗分化型甲状腺癌的放射性核素 ^{131}I，治疗骨转移的 ^{89}Sr、^{223}Ra，也有临床新应用的 ^{90}Y 微球经动脉导管介入治疗肝癌技术等。

转移与复发是恶性肿瘤的本质特征。任何恶性肿瘤都容易发生骨转移。罹患恶性肿瘤的患者，能够早期发现是否发生骨转移，对于指导后期治疗、判断预后及减少并发症有很大的帮助。核医学科还有一件秘密武器——全身核素骨显像，全身核素骨显像在诊断早期骨转移方面具有独特优势，对病变灵敏度高，检查范围全面广泛，价格也相对便宜，所以临床医生把它作为肿瘤骨转移早期筛查的首选方法。

（作者：杨治平，空军军医大学第一附属医院核医学科）

核医学诊断 第二编

一 先进的PET/CT显像

"核"您一起认识PET/CT

1. 什么是PET/CT

PET/CT 是将正电子发射计算机断层显像（positron emission computed tomography，简称 PET）与 X-计算机体层摄影（X-computed tomography，X-CT）整合为一体化设备，是功能显像和解剖显像的有机结合，在分子水平上显示组织细胞的代谢、功能、血流、细胞增殖和受体分布，广泛应用于肿瘤、心血管疾病、神经功能病变、淋巴系统疾病等方面，为临床提供疾病生理和病理诊断信息，已成为不可或缺的重要影像设备。PET/CT 是医院最高端的影像检查设备之一，一次显像可获得全身各部位的断层影像及功能信息，具有检测灵敏度高、定位精确、诊断准确等优势。

PET/CT 检查前，将低剂量（纳摩尔级）小分子示踪剂通过静脉注入受检者体内，经过一段时间后进行显像。由于肿瘤组织功能代谢活跃，对能量需求较高，所以小分子示踪剂药物会在肿瘤组织上聚集，在 PET 图像上高亮显示，帮助医生发现与精确诊断 CT 上难以明确的早期癌症病灶以及淋巴结转移等，并有助于医生为患者制订合理的治疗方案。

2. 哪些情况下医生会建议做PET/CT

PET/CT 主要用于以下两类肿瘤检查的人群：

（1）确诊肿瘤患者，用于肿瘤的分期、疗效评估、判断有无转移、寻找原发病灶、指导手术及制订放化疗方案。

（2）未确诊但前期检查高度怀疑恶性肿瘤的人群，用于肿瘤高发人群的筛查和早期诊断。在临床上遇到患者存在以下一种或几种状况时，可选择 PET/CT 显像检查是否有早期恶性肿瘤。

①不明原因发热：不明原因的持续发烧可能是淋巴瘤等肿瘤病症的征兆，常

规检查查不到发热原因或患者发热不能用炎症等良性疾病解释时，医生会建议做 PET/CT 显像查找发热原因。PET/CT 显像可帮助 26%～75% 不明原因发热者找到发热原因，灵敏度高达 85%～100%。

②不明原因体重下降者：患者短时间内体重急剧下降往往是患癌症第一信号。如果不运动不减肥，体重却莫名下降 10%，应该及时就医排查肿瘤。患者排除了糖尿病、甲亢等导致体重明显下降的疾病后，要进行 PET/CT 显像排除恶性肿瘤。

③肿瘤标志物增高：若肿瘤标志物增高，超过正常值几倍或几十倍，或者复查后更高者，则需要高度怀疑是否存在恶性肿瘤，需要进一步检查（例如进行超声、CT 检查，必要时利用 PET/CT 全身查找）探查可疑病灶，然后穿刺活检进行病理检查确诊。

需要提醒大家注意，通过肿瘤标志物检测查癌，不能代替肿瘤影像包括超声、X 光、CT、MR 等影像手段查癌，尤其是肿瘤标志物增高并被高度怀疑为恶性肿瘤的患者，应及早进行 PET/CT 检查，一次显像可获得全身各方位的断层图像，避免盲目地对各脏器进行多次检查，延误疾病治疗时机。

其实，PET/CT 的应用范围之广、检查之精准超乎想象，包括发现肿瘤以及精确诊断鉴别，肿瘤疗效监测评估，癫痫、帕金森病、老年痴呆等神经疾病的诊断，心血管疾病的无创检查等。也就是说，PET/CT 在肿瘤、心血管、神经系统、精神疾病的早期诊断和鉴别诊断、预后评价、疗效评价以及个体化治疗的指导等方面都具有重要的临床价值。

3. PET/CT 检查的辐射安全性如何

在大多数人印象中，PET/CT 的辐射量通常要略高于其他影像检查，但要知道，PET/CT 设备也在不断革新技术，现代 PET/CT 设备具有高灵敏、高准确、高速度、低辐射等优势。并且 PET 使用的核素剂量越来越小，CT 的扫描速度越来越快，辐射剂量控制也越来越好。

PET/CT 检查的辐射剂量主要来源于放射性核素和 CT 扫描。新一代的 PET/CT 检查，使用的放射性核素剂量下降，辐射量下降到约 3.9mSv，而 PET/CT 全身 CT 扫描的辐射量比常规局部 CT 扫描的辐射剂量低，可以降低到 7.5mSv 左右。其实，一个中国人每年接受的平均总辐射约 2.3mSv。研究表明，辐射发生确定性效应的阈值是 100mSv，而 PET/CT 检查的辐射剂量均远远低于这个剂量阈值，是非常安全的医学检查。

先进的 PET/CT 具有采集时间快、分辨率高等特点，可探测毫米级病灶，为肿瘤的早期筛查提供了很好的技术手段。若临床有适应症，辐射的危害相比疾病的危害来说基本可忽略不计，进行 PET/CT 检查可使患者获益较大，患者不必过于担心检查中的辐射问题。

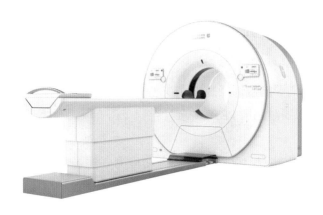

图 1

（作者：范日升，中山大学附属第三医院核医学科）

肿瘤君，你已暴露了

1. 检查发现肿瘤后，怎么办

体检发现体内有肿块，是良性还是恶性？原发灶在哪？已确定有肿瘤了，有无发生转移？早期还是晚期？肿瘤治疗后，疗效如何或有无残留？等等。这些问题有什么检查一次就能搞定？

所有疑团都逃不过侦查肿瘤君的硬核黑科技 PET/CT 检查！究竟这款黑科技硬核在哪里？现在就带你们去了解一下。

PET/CT 作为全世界最高端的检查设备之一，是 PET 和 CT 的完美融合，一次扫描即可精确定位病灶和提供详尽的功能与代谢等信息，实现了"1+1 > 2"的效果。它具有灵敏、准确、特异及定位精确等特点，可让医生一目了然地了解患者全身整体状况，拨开患者心中的层层迷雾！

与人体正常组织相比，肿瘤组织的生长迅速、代谢活跃，需要大量的葡萄糖（粮食），因此肿瘤摄取"粮食"的能力比正常组织细胞强很多，PET/CT 这项技术正是利用它们的食量差。在检查时给人体注入葡萄糖类似物 ^{18}F-FDG（代餐），从而识别肿瘤。饥不择食的肿瘤把代餐当成"粮食"一样摄取较多，从而在影像图中呈现不同的信号表现，即使是微小的肿瘤君也无所遁形！因此，PET/CT 对于肿瘤的良恶性鉴别和全身转移情况的显示具有十分重要的作用，是目前最准确的诊断和分期手段。

2. PET/CT 跟其他检查相比，优势在哪里

首先，画重点！与 CT 检查对比，PET/CT 检查结果更准确！它不仅提高了病灶的清晰度和特异性，更大大提高了微小病灶的检出率和确诊率，使定位更加准确，还能提供病灶的功能和代谢信息，从而帮助医生准确判断肿瘤的良恶性，及

其是否发生恶变或转移。对于部分小病灶的诊断准确性也高，可以明确早期病灶，避免病情延误。

其次，PET/CT 检查还能对肿瘤进行准确分期，评估肿瘤患者的治疗效果及预后。

此外，PET/CT 可对患者进行全身扫描，检查一次就可评估患者全身情况，有利于精准分期，有利于早期制订精准的治疗方案。

3. 什么情况下需要做 PET/CT

首先，非常建议肿瘤患者做 PET/CT 检查。越早发现肿瘤的微小病灶，越早进行治疗，患者的存活率越高、存活时间越长。同时可及时评估肿瘤是否复发、转移，以及肿瘤的分期及肿瘤治疗的效果，对患者的病情评价有非常重要的意义，以避免不必要的手术、过度治疗或遗漏肿瘤病灶。

其次，PET/CT 可鉴别诊断良恶性肿瘤，避免不必要的手术和减轻患者心理负担。发现有转移瘤时，可寻找转移瘤的原发灶。

此外，PET/CT 在神经系统疾病中也有应用，如对癫痫病灶准确定位，以便精准治疗；早发性痴呆的早期诊断、分期以及与其他类型痴呆如血管性痴呆进行鉴别等。

4. PET/CT 检查需要提前做什么准备

（1）检查前 4～6 小时开始禁食、禁饮含糖饮料，尤其是糖尿病患者要控制好血糖水平，高血糖状态会影响显像效果，可能会造成误差影响判断。检查前要测血糖。

（2）检查前 24 小时内避免剧烈运动，在注射显影剂前 10 分钟内不要过度说话或吞咽，尤其是患头颈肿瘤的患者，因为喉部肌肉的摄取可能会干扰原发肿瘤的评估。

（3）在扫描前需排空膀胱，且排尿不能污染衣物，以减少盆腔内潜在的伪影，以免干扰显像效果。

5. 做完 PET/CT 检查，体内放射性核素需多久才能排干净

PET/CT 检查的显像剂半衰期仅有 2 小时，检查后 2 小时体内辐射基本已代谢完，检查后适当多喝水有利于促进降低辐射，正常来说，半天左右体内就没有

辐射了。

此外，与其他检查相比，PET/CT 检查价格相对较高，大部分地区不能实现医保报销，是否需要做 PET/CT 检查，应由专科医生针对患者的实际情况，权衡风险和患者收益考虑。总之，只要有利于肿瘤鉴别诊断、分期、疗效判断及治疗方案制订，就应该毫不犹豫进行 PET/CT 检查，以便早期精准治疗。

（作者：周莹盈，广州市第一人民医院南沙医院核医学科）

核医学检查为啥还要"打针"？

随着新冠疫苗的普及，"打针"对于国人来说变得熟悉多了……不过，虽然大多数人觉得打针"一点儿也不疼"，但是总有一小部分人会对这小小针头留有童年阴影。多数人的概念中，打针都是为了预防疾病或者治疗疾病，而在医院做检查的时候，人们发现有些检查居然也要通过打针注射药物，核医学的检查就是其中之一。

那么，核医学检查为何一定要打针呢？检查前注射的药物到底有什么作用？

这就要从核医学的显像原理来解释了，不同于我们熟悉的 X 线、CT 检查——它们都是通过发射 X 射线穿透人体，辨别不同组织对 X 线的阻挡程度来分辨身体结构的。而核医学检查设备必须接收人体内发出的伽马射线来成像。至于为何要这样做，则是基于检查的目的来设计的。

以 PET 成像为例，检查前最常用的药物叫做 ^{18}F-FDG，这个名字是怎么定义的不重要，我们只需要知道这个药物与我们平常摄入的葡萄糖非常相像，不但长得像，而且功能也像。我们都知道，细胞实现功能需要消耗能量，糖类就是最主要的能量来源，一些长了肿瘤的组织，消耗糖类的速度要比正常组织高得多。就是这一差异成为 PET 诊断的关键，只有将药物注入人体，再进入细胞层面并使其功能化，才能实现诊断，这很难从体外实现。而细胞如此之小，肉眼更是无法分辨。所以前辈研究者们想到了给糖的类似物连上放射性物质，进入身体内的放射性药物能够不断发射射线，再利用设备从体外采集射线便可以获得体内的信息，而药物的聚集也反映了身体内的糖代谢变化。

糖代谢 PET 显像只是核医学中具有代表性的一种显像，还有许多更复杂、更特异的核医学技术，但是不管哪种成像方法，都离不开放射性药物，所以核医学检查前注射药物是必须的。除此之外，还有一些药物可以通过吸入、口服的方法使用。通过这些特殊药物显像可大大提高疾病诊断的精确性，减少误诊，让人们真正从精准医疗中获益。

（作者：夏雷，北京大学肿瘤医院核医学科）

PET 检查要求真多！连话都不让多说？

PET 检查候诊时不让说话？

PET 检查候诊时，不但要在候诊区坐着休息好久，还要空腹直到检查结束，更可怕的是，一旦大家聊天聊得嗨一点，护士就会毫不客气地冲过来说："请大家保持安静，好好休息。"护士在观察到一片宁静后，才恢复之前的"慈祥"，走回护士站。

为什么？

我人都乖乖坐定了，居然连唠嗑都不让，这怎么回事？这也太严格了吧！

其实这是有原因的，是为了获得更好的检查结果。

少说话，少运动，这些要求还是和 PET 检查与众不同的特性有关。常规 PET 注射的是类似葡萄糖的放射性显像剂 ^{18}F-FDG，查的是人体糖代谢，所以要求特别严苛，检查前准备工作也相当烦琐，有着很多"不要""不许"。

受检者需要空腹 6 小时以上来控制血糖，因为进食会掩盖肿瘤的存在。检查前一天的晚餐要避免摄入碳水化合物，这样心脏活性能降低很多，尽量把糖代谢转为脂肪酸代谢，降低心脏吸收 ^{18}F-FDG，使肺里的显像更清晰。还需要减少运动，放松肌肉，少说话。因为只要运动就会有糖代谢发生，图像就会有伪影，会干扰检查结果。

举个例子，图 1 是前一天运动过量、肌肉没有放松好的伪影图。

图上的胳膊、大腿都是高代谢，全糊了；其他器官也显示不清了（胸口的大黑团是心脏，它得一直跳，休息不了）。

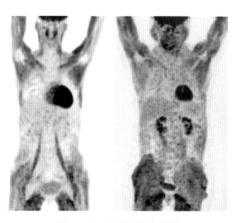

图 1　运动后的肌肉伪影

哦！剧烈运动不行，我懂了。

但聊天也会影响结果吗？

答案是肯定会！

同是胸外科的病友同一天同一时段检查，两位病友在休息区聊得很尽兴，最后显像结果显示，这两位的鼻子、口咽和颈部都有高代谢伪影。

图2的图像中，用箭头标出的左边的小黑团、右边的大黑团，就是检出的病灶。

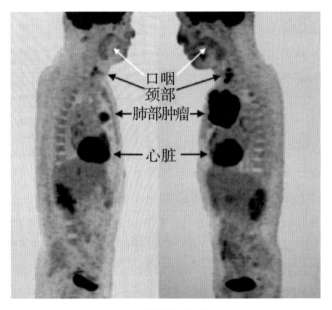

图2 聊天造成的伪影

说话会动嘴，咽口水，但怎么说话这个动作居然连鼻子也参与了？

因为，面部肌肉繁复且细腻，还是互相牵连、彼此照应的。

做一个"哭"的动作，会牵动面部42块肌肉：额肌、枕肌、眼轮匝肌、口轮匝肌、提上唇肌、提口角肌、颧肌、降上唇肌、降口角肌、颊肌……

而做一个"笑"的动作，可带动200多块肌肉。

图2右边那位，明显话更多，口咽代谢旺于左边那位。他鼻子的代谢也非常旺盛，说明交谈时十分卖力，表情也相当丰富。

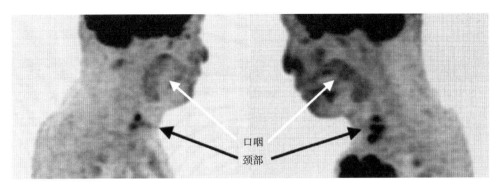

图3 口咽和颈部伪影

判定一个音乐家是否厉害，要看他在舞台上是否能持续保持激情洋溢，很显然，钢琴家郎朗做到了。面部肌肉运动次数多，面部就紧致不下垂，人就显年轻。

PET检查的灵敏度相当高，常用显像剂 ^{18}F-FDG 是一种葡萄糖的类似物，参与到人体代谢中，以查找代谢和增殖水平更高的细胞（糖代谢是细胞能量代谢的最主要方式，大部分恶性肿瘤需要利用大量葡萄糖进行异常增殖），而频繁和剧烈运动则会引起正常组织过多摄取造影剂，从而产生难看又影响诊断的伪影。

最后，请大家猜图4这位患者的六块"腹肌"是怎么来的？

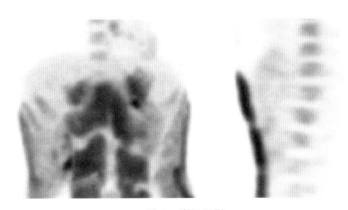

图4 腹肌显影

答案：长时间的咳嗽。

总之，PET检查需要按如下要求准备，配合好医师的要求才可获得最佳图像质量，否则伪影会干扰医生的判断。

PET 检查流程及注意事项：

（1）检查前 24 小时不要剧烈运动，晚餐避免摄入碳水化合物。

（2）检查当天，保证空腹 6 小时以上，签到后测体重量身高。

（3）测血糖合格后，医生询问病史。

（4）候诊区休息，放松肌肉，减少运动。

（5）静候工作人员过来帮您注射检查用的显像剂。

（6）注射后仰卧静休 45 分钟以上，等待药物吸收分布。

（7）检查时间 10~15 分钟，平躺于检查床，保持不动。

（8）检查完继续等候，确认是否需要做延迟显像。

总而言之，希望患者和医生互相理解配合，我们共同的敌人只有一个，那就是疾病，"检查清楚"是医患的共同目标。

（作者：姚之丰，上海复旦大学附属肿瘤医院）

医生让我做 PET/CT，好慌！

故事要从苏大爷看病开始讲起……

苏大爷感觉身体不适，来医院就诊。医生了解了他的临床症状、既往病史、近期检查结果后，开具了 PET/CT 检查申请单，建议他进行 PET/CT 检查。

这下苏大爷慌了，因为他听说"邻居老王得了癌症，做完这个 PET/CT 检查，没多久人就没了"，心里嘀咕："今天医生让我也做这个检查，是不是说明我的病很重，也快不行了？我的病还有救吗？"

就在苏大爷惊慌失措的时候，他的儿子赶忙找到了核医学科的医生朋友进行了咨询，了解到事情并不是苏大爷想象的那样。

下面就让我们听听核医学科医生是怎么说的吧。

提到 PET/CT 检查，大家可能比较陌生，但是相信大家都对 CT 比较熟悉，很多人都接触过或做过。其实，PET/CT 检查也没啥特别，请大家不要慌！PET/CT 的检查过程大致与 CT 检查差不多，PET/CT 是 PET 和 CT 的结合体，它通过一次全身的检查，结合 PET "功能显像"和 CT "解剖显像"的双重优势，可以在早期甄别疾病、对肿瘤精准分期，实现"1+1 > 2"的效果。

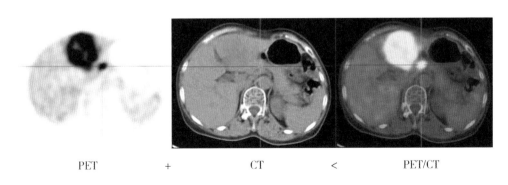

PET　　　　　　+　　　　　　CT　　　　　　<　　　　　　PET/CT

图 1　PET、CT 及 PET/CT 融合断层图像

其实，并非苏大爷所理解的"病情非常严重的患者才需要做 PET/CT 检查"，那么到底在什么情况下医生会建议做这种检查呢？

PET/CT 检查应用范围广、准确度高，包括以下几个方面：

（1）肿瘤筛查：能够发现早期肿瘤病灶，对于肿瘤指标异常升高、有肿瘤家族史等的肿瘤高危人群进行肿瘤筛查具有重要的价值。

（2）判断病变的良恶性：提供肿瘤的代谢及解剖信息，从而帮助医生鉴别病灶的良恶性。

（3）肿瘤精准分期：进行准确的肿瘤分期，这是肿瘤患者非常关注的一个问题，也可以为医生制订治疗方案提供重要依据。

（4）监测肿瘤的复发与转移：准确定位病灶，并判断病灶是否发生转移以及明确转移的部位。

（5）评价肿瘤的治疗效果：检测病灶的活性，以便医生及时调整治疗方案以及对患者预后进行分析。

（6）指导放疗靶区勾画：为放疗治疗勾画靶区，帮助制订更为精准的放疗计划。

了解了什么情况下患者需要做 PET/CT 之后，接下来为大家介绍检查的大致流程以及注意事项。俗话说"知己知彼，百战不殆"，毕竟这项检查非常昂贵，检查过程中按要求做好准备，才能获得最佳的显像效果，让 PET/CT 发挥其最大的价值。

第 1 步，显像前禁食。

检查前 6 小时需要严格禁食，可以喝无糖的水，切记不要吃糖果、口香糖之类含糖的小食。

这到底是为什么呢？因为通常我们所说的 PET/CT 检查是指葡萄糖代谢显像。这个检查对血糖要求很高，血糖浓度会影响体内注射的药物 ^{18}F-FDG（氟代脱氧葡萄糖）在体内的分布，使肿瘤、脑组织对 ^{18}F-FDG 的摄入下降，而且药物会较多地集中于肌肉中，使一些病灶难以被发现。所以，此检查要求患者检查前 5～6 小时严格禁食，千万不要偷偷吃东西，因为图像会告诉医生你撒谎了，最后导致图像不合格，得不偿失！

第 2 步，药物注射 + 等候显像。

药物注射后需安静等待大约 1 小时。注射显像药物后如果过多地运动，会使药物过多地聚集到肌肉等部位，使患病部位和正常肌肉组织难以鉴别。因此，注射后 1 小时内要在等待室内安静休息。另外，在检查前一日，也要避免剧烈运动，这样图像才会更清晰。

第3步，喝水＋排尿。

检查当日需带两瓶水，药物注射后20～30分钟，需摄入约500毫升水，目的是有利于药物在体内代谢，通过排尿将身体中多余的水分和药物代谢出体外，使得图像更利于观察。另外，在进行扫描前需要再喝300～500毫升水，使胃部充盈，这样将更有利于胃部病变的显示。注射后药物会通过尿液排出体外，如果膀胱内有较多的尿液，可能会导致部分盆腔疾病被遮挡而无法检出。因此，患者需要排尿后再做检查。

第4步，显像过程中。

检查过程中，患者需在检查床上平躺20～30分钟，检查过程中应尽量保持身体不要移动，身体的移动会导致无法获得有效图像，从而难以判断病灶。

第5步，显像结束后。

不同于CT检查，接受PET/CT检查的患者被注射放射性药物后，即成为"移动的辐射源"，像太阳一样向周围辐射。而进行CT检查的患者接收的是外照射，一旦离开辐射场所即和普通人一样。

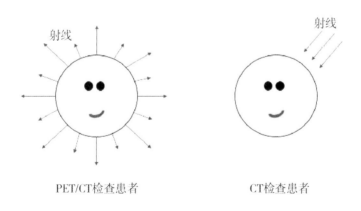

图2　接受PET/CT及CT检查的患者辐射示意图

注射入体内的放射性药物全部排出体外大约需要1天时间。因此，在检查药物所产生的放射线没有完全消失之前，请避免近距离接触孕妇和婴儿。但患者也无须担心药物辐射会对自己造成危害，剂量都是在安全范围内的。

总而言之，如果医生让你做PET/CT检查，不要慌，了解了以上知识点，你就可以轻松接受检查啦！

（作者：徐晓霞，北京大学肿瘤医院核医学科）

神奇 PET/CT，明辨人体"内邪"

医院科室门外，一个得了癌症的十岁孩子兴奋地拉着父亲的手："爸，刚刚我都听到了，医生说我的病用这个方案治疗效果非常好，太好了，我终于可以不用让你和妈妈再操心了。我要好好念书，将来孝敬爸妈。"

父亲颤抖地伸出双臂，将儿子紧紧搂在怀里，牵起儿子的手走出医院的PET/CT 中心。

"爸，我昨天做了个特别特别长的梦。"儿子说。

"什么梦？"父亲诧异地问道。

"我梦到在古代，你好像是个员外，反正很有钱，我也是得了这个病，几个月就死了，你抱着我的尸体走出医馆，哭了很久。"

父亲赶紧安慰孩子："现在不是很好吗？别想那么多了。"

"嗯。"孩子在阳光下笑得一脸灿烂。父亲转头，又望了一眼身后的科室。

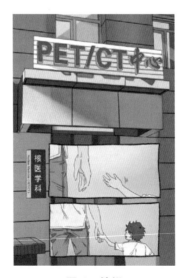

图 1 希望

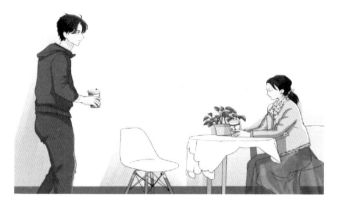

图 2 偶遇

2022 年 × 月 × 日，医院门口的咖啡厅……

父：魏医生您好，我是天佑的爸爸，之前因为孩子得了淋巴瘤，在您这儿做过 PET/CT 检查，您还记得吗？

医：坐吧。当然记得，孩子做了好几次 PET/CT，现在情况怎么样了？

父：孩子状态挺好的，最近做了超声，也抽了血、查了骨髓，说没有发现病变，现在就可以结束治疗了。

医：孩子好就行，真是为您高兴。

父：感觉这个 PET/CT 挺神奇的，第一次做 PET/CT 时，见到那么多病变的地方，我们都吓坏了，在网上查了查，说就是绝症，没得治，只能等死了。而治疗中期，我们再做 PET/CT 检查时，病变几乎全部消失了。那时候您就说治疗效果不错，预后比较好，还真是借您吉言。网上那些东西就是不可信！

医：您网上查到的其实也没大错，这个病以前的确是个绝症。古代不知道这是个什么病，也只能见到身体表浅的病变，认为"毒发五脏，速长难消，溃后难愈"。其实那个时候之所以难治，是没有发现体内所有的病变。就像咱们第一次做 PET/CT 前，也只是知道脖子肿了，可做完才知道，肚子里全是病变，甚至连骨头也有。第一次做 PET/CT 检查叫初始评估，目的是把所有病变都找到，做到准确分期，制订最合适的方案，这样孩子治疗的效果才能更好。

后来呢，医学发展了，一些常规的检查也可以找到更多的病变，化疗药也挺有效，但很多孩子一停药就复发，反复几次就治不好了，还是个绝症。其实这个问题就在于治疗中的评估，当时并没有一个检查可以准确地判断经过治疗后，病变是否真的全部消失了。

现在用 PET/CT 做治疗后的中期评估，很早就能发现治疗效果的好坏，就是咱们治疗中做的第二次 PET/CT 检查，当时病变全部消失了。我就说那个方案不错，接着照这个方案去治疗，预后就会比较好；但如果那个时候还能看到有残留的病变，就要建议临床医生改变治疗方案了。

父：也是，我们隔壁床就是做了第二次检查后改了方案，他们的疗程就变得比我们长了。您说我们现在还需要再做一次 PET/CT 检查吗？

医：既然别的检查目前都没发现什么问题，就先让孩子好好恢复一下吧，等孩子治疗全部结束两到三个月后，如果有必要，可以考虑再来做一个 PET/CT 检查进行结疗评估，如果那时候还是没有病变，可以说孩子的病是完全缓解了。

父：这么短时间做三次检查，孩子受得了这么多辐射吗？

医：辐射肯定还是有的。但医学本身就是两害相权取其轻。孩子如果能从检查中获益，该做的检查还是要做的，我们肯定会将辐射控制在安全范围内。但是对于孩子，检查能少一点就少一点，所以您看，我说两到三个月的结疗评估，也只是在有必要时考虑，如果孩子一切都好，普通检查也没有问题，结疗评估也不是说一定要做的。另外，我不建议用这个检查去常规复查或者随访。

对孩子的治疗和成长好、有需要、能获益的检查，才是正确的选择。

总之，儿童淋巴瘤做 PET/CT 检查，可以使医生对孩子全身淋巴瘤浸润的范围、治疗疗效及预后等情况一目了然，犹如明辨机体的"内邪"，有利于医生制订最有效的治疗方案。

父：真是太谢谢您了！

（作者：魏丽晶，北京丰台右安门医院核医学科）

探查冬眠心肌的神器

78 岁的张大爷胸闷、胸痛伴气急 2 周。心脏超声提示左心室射血分数（EF）只有 25%，心功能受损严重。冠脉造影提示冠状动脉三支血管都有不同程度的狭窄，有的甚至闭塞了。

张大爷问："医生，我能不能做手术治疗啊？"医生回答："要先看看你冬眠心肌的情况。"

张大爷疑惑了，只听说过动物冬眠，心肌也会冬眠吗？

那么冬眠心肌是什么？怎么检查冬眠心肌？冬眠心肌和手术有什么关系？

1. 什么是冬眠心肌

在持续的长时间缺血后，有些心肌会像动物一样进入冬眠的自我保护状态，局部心肌停止部分或全部收缩运动，代偿性降低细胞代谢和能量消耗，保持细胞的存活状态，等到恢复血运后，心肌代谢和收缩运动可部分或完全恢复正常，像动物一样慢慢醒来。这些功能活动降低但是仍然活着的心肌叫作"冬眠心肌"。

2. 用什么检测冬眠心肌

核素心肌显像中的心肌代谢显像是检测冬眠心肌的"金标准"，包括核素心肌灌注显像和核素心肌代谢显像两部分。通过核素心肌灌注显像评价心肌血流灌注，核素心肌代谢显像评价心肌灌注显像中缺血心肌细胞的活力（见图 1）。

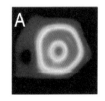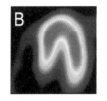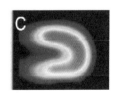

图 1 核素心肌显像正常图像

注：A. 左心室短轴断层影像；B. 左心室水平长轴断层影像；C. 左心室垂直长轴断层影像。

（1）核素心肌灌注显像。

心肌灌注显像的原理是血液供应正常的心肌细胞可以选择性摄取显像剂，局部血流量越多，心肌细胞的活性和功能越好，摄取量越多；而缺血、损伤或坏死心肌的心肌细胞摄取显像剂功能降低甚至丧失，相应区域显像剂摄取减少，出现显像剂稀疏或缺损。据此判断心肌缺血的部位、范围和程度（见图2）。

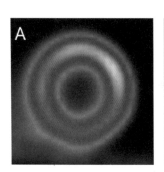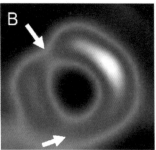

图2　核素心肌灌注显像

注：A. 左心室正常心肌短轴断层影像；B. 左心室缺血心肌短轴断层影像：部分节段心肌显像剂分布稀疏 / 缺损，即心肌血流灌注受损（箭头所示）。

（2）核素心肌代谢显像。

存在代谢活动是生物存活的标志，心肌细胞也一样，冬眠心肌在冬眠状态仍然有代谢活动。心肌代谢显像是通过核素标记心肌代谢能量底物之一——葡萄糖，追踪它在心肌细胞内的分布来准确判断心肌细胞活性。正常心肌和冬眠心肌存在代谢活动因此会摄取葡萄糖，而坏死心肌代谢活动丧失，因此不能摄取葡萄糖，表现为相应区域心肌显像剂分布稀疏或缺损。据此可判断心肌坏死的部位、范围和程度（见图3）。

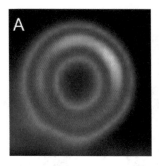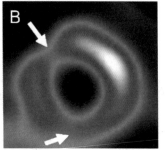

图3　核素心肌代谢显像

注：A. 左心室正常心肌短轴断层影像；B. 左心室梗死心肌短轴断层影像，部分节段心肌显像剂分布稀疏 / 缺损，即心肌代谢减低（箭头所示）。

显像时，先通过心肌灌注显像判断缺血心肌的部位和范围，再通过心肌代谢显像判断存活心肌和坏死心肌，并判断部位、范围和程度。

如果某节段心肌灌注受损，代谢正常或受损程度较灌注减低，称为灌注与代谢不匹配，即为冬眠心肌，提示心肌缺血但存活（见图4）；如果某节段心肌灌注与代谢受损程度一致，称为灌注与代谢匹配，提示心肌缺血导致心肌坏死（见图5）。

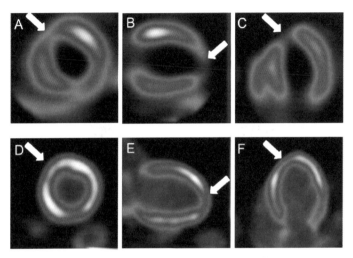

图4　核素心肌灌注与代谢显像——冬眠心肌

注：A/D. 左心室短轴断层影像；B/E. 左心室垂直长轴断层影像；C/F. 左心室水平长轴断层影像。A—C. 心肌灌注显像显示左心室某些节段显像剂分布稀疏/缺损，即心肌血流灌注受损（箭头所示）；B—F. 心肌代谢显像显示左心室部分节段表现为显像剂填充，即心肌细胞存在代谢（箭头所示）；灌注与代谢不匹配，即为冬眠心肌，提示心肌缺血但存活。

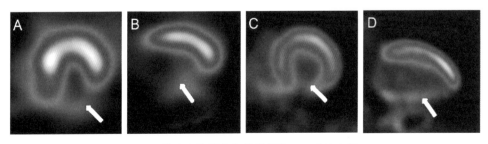

图5　核素心肌灌注与代谢显像——疤痕心肌

注：A/C. 左心室短轴断层影像；B/D. 左心室垂直长轴断层影像。A/B. 心肌灌注显像显示左心室某些节段显像剂分布稀疏/缺损，即心肌血流灌注受损（箭头所示）；C/D. 心肌代谢显像显示左心室相应节段也表现为显像剂分布稀疏/缺损，即心肌细胞代谢同等程度受损（箭头所示）；灌注与代谢匹配，提示心肌缺血导致心肌坏死（疤痕组织）。

3．为什么医生要根据心肌冬眠情况来决定是否能做手术

冬眠心肌多的冠心病患者行血运重建后生存率明显改善，血运重建可以显著提高有存活心肌的缺血性心力衰竭患者中期和长期预后。冬眠心肌少的冠心病患者药物保守治疗较血运重建预后更佳。

张大爷到核医学科做了核素心肌显像，结果显示心肌缺血面积很大，比较幸运的是缺血心肌都是冬眠心肌（见图4）。虽然冠脉造影提示冠状动脉三支血管都有狭窄，但张大爷的心肌缺血主要是由其中两支血管狭窄引起（见图6）。

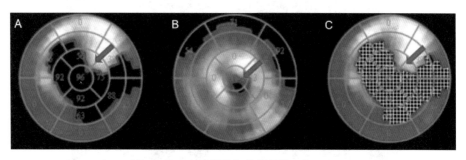

图6 核素心肌灌注与代谢显像—靶心图

注：A. 心肌灌注显像：多节段心肌血流灌注受损（箭头所示黑色区域）；B. 心肌代谢显像：少部分心肌代谢受损（箭头所示黑色区域）；C. 心肌灌注显像与代谢显像匹配程度拟合图：受损心肌代谢显像正常，灌注与代谢不匹配部分提示为存活心肌，主要是前降支和回旋支两支血管供血区（箭头所示网格区域）。

医生根据这个检查结果给这两支血管进行支架再通，术后半年左心室射血分数就由原来的25%恢复到了62%。

总之，心肌梗死区域有冬眠心肌的存在，是心肌梗死患者的福音，因为通过重建血运通道，恢复灌注，冬眠心肌就可以苏醒恢复心肌功能，改善心脏功能。希望心肌灌注显像与代谢显像能成为更多医生手上的利器，为患者带来益处。

［作者：杨亲亲，海军军医大学第一附属医院（长海医院）］

冠脉微循环，PET 来探案
——聊聊 PET 的"心"技能

突然胸痛、胸闷、心慌，65 岁的王大妈的老毛病心绞痛又犯啦！她赶紧去医院就诊，做了多项检查，冠脉造影也做了，却没有发现血管狭窄，其他指标也还好，这到底是怎么了？事实上，临床上 90% 以上的心绞痛患者和 2/3 接受有创冠状动脉造影检查的患者都没有发现冠状动脉狭窄，也有很多冠心病患者做了支架植入后，尽管支架通畅，但仍有胸闷、心绞痛等症状。

随着医学的快速发展，人们逐渐认识到冠状动脉微循环（以下简称"冠脉微循环"）障碍这一造成心肌缺血的重要病因。那么，什么是冠脉微循环？哪些检查可以查出来这个毛病呢？我们一起来学习一下！

1. 什么是冠脉微循环

心脏的血管系统依次分为大、中、小血管和微血管。冠脉微循环系统，简单来说就是冠状动脉微血管（包括直径 < 500 微米的微动脉、直径 < 10 微米的毛细血管和直径 < 500 微米的微静脉）中的血液循环，主要作用是调节心肌的血流灌注，在心肌供血方面起着重要作用（如图 1 所示）。血液流经血管，宛如营养液流经树干。我们可以把血管理解为大树上的树干、树枝直至连接到的每一片叶子的枝条。从树根汲取的营养，经过这些粗粗细细的枝干把能量源源不断地输送给树叶，才使树叶常绿，生命长青。一旦枝干出现问题，其连接的叶子便失去营养的供应，树叶便开始褪黄、凋零……而冠脉微循环，就像那些伸向树冠、纵横交错的枝条传输营养液滋养着每片树叶一样，为心脏每个心肌细胞传输必需的养分和能量，保持心肌的活力。

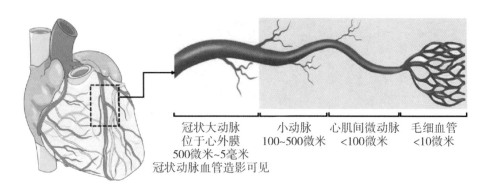

冠状大动脉　　　小动脉　　心肌间微动脉　　毛细血管
位于心外膜　　100~500微米　　<100微米　　　<10微米
500微米~5毫米
冠状动脉血管造影可见

图1　心脏血管系统

2. 微循环出了问题会怎样

冠脉微血管病变是冠心病的基本发病机制之一。冠脉微循环障碍所导致的心肌缺血，会引起缺血性心脏病的相关症状，包括心绞痛、心肌梗死、Takotsuko综合征（应激性心肌病）、心功能下降、恶性心律失常、猝死等。由此医学界提出了冠状动脉微血管疾病（coronary microvascular disease，CMVD）这一概念。CMVD发病率高，涉及患者人群广泛，包括女性冠心病，非阻塞性冠心病，阻塞性冠状动脉疾病，冠心病合并高血压，糖尿病，急性心肌梗死后、PCI术后无复流、慢复流患者等。然而，一般的检查是发现不了冠脉微循环的问题的。

3. 如何对冠脉微循环进行评估

冠状动脉微血管功能通常通过检测冠脉血流储备（coronary flow reserve，CFR）功能来评估。CFR是指冠脉接近最大程度扩张时，冠脉血流量（或心肌血流量）与静息状态下相应指标的比值，是测量冠脉储备功能的整体指标。

如果把冠脉缺血比作一场突发事故造成的道路拥堵瘫痪，正如交警可以通过"天眼"网络监控，根据道路上车流量的变化知晓"堵车"的事故地点及"堵车"程度那样，医生也可以通过CFR功能的检测，判断冠脉缺血的严重程度，找到"肇事血管"，以更好开展治疗及预防。

评价冠状动脉微血管功能的技术包括无创性技术和有创性技术。无创性技术包括正电子发射计算机断层显像（PET）、单光子发射计算机断层成像术（SPECT）、经胸超声冠状动脉血流显像（TTDE）、心脏磁共振成像（CMR）；有创性技术包括选择性冠状动脉造影、温度稀释法测量、微血管阻力指数、冠状动脉内多普勒血流导丝等。

4．PET 心肌灌注显像是评估 CFR 的"金标准"

PET 心肌灌注显像被认为是无创评价 CFR 的"金标准"，可提供心肌血流绝对定量数值（myocardial blood flow，MBF）及 CFR。在排除心外膜下冠脉狭窄和痉挛病变后，负荷 MBF 或 CFR 下降可以提示 CMVD 的诊断。研究显示 CFR < 2 是不良心血管事件的独立预测因素，微血管病变显著增加心梗后患者心血管不良事件发生的风险。PET 心肌灌注显像可谓是发现冠脉微循环障碍的"大侦探"！

武汉协和医院核医学科建立了 PET 心肌血流绝对定量数值及冠脉血流储备测量的规范化流程，可于 1 小时内完成检查，无创诊断冠脉微循环障碍（如图 2 所示）。

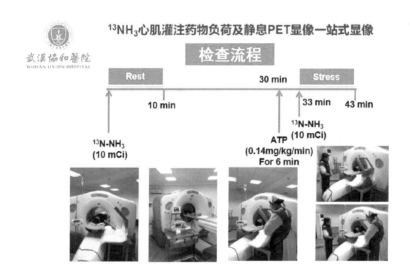

图2 ^{13}NH$_3$ 心肌灌注药物负荷及静息 PET 显像一站式显像流程

PET 心肌灌注显像的优势如下：

（1）独特地绝对定量测定心肌血流量和血流储备值。

（2）图像质量高。

（3）诊断精确。

（4）不易受患者体型影响。

（5）对不同危险度患者准确分层。

（6）图像采集时间较短。

（7）辐射剂量低。

最终，王大妈听从医生的建议，进行了 PET 心肌灌注显像的检查（结果如图3所示）。她的病情终于水落石出：左心室 CFR 弥漫性减低，考虑弥漫性冠状动脉微血管病变。王大妈随即拿着这份报告找到心内科医生就诊。根据 PET 心肌灌注显像的报告与诊断，心内科医生对王大妈进行了针对 CMVD 的药物治疗，以及提出了希望她改变生活方式的建议。再次见到王大妈时，她欣喜地告诉我们，之前的症状已经得到明显改善，PET 帮她解决了大问题。

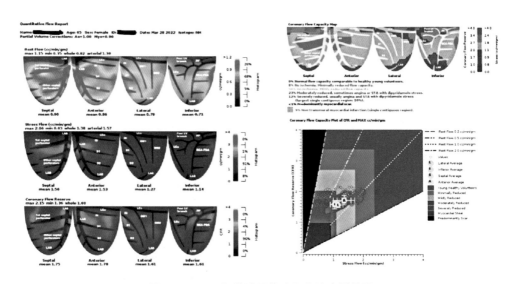

图3　PET 心肌灌注显像心肌血流定量结果

（作者：吕玉虎、兰晓莉、覃春霞，华中科技大学同济医学院附属协和医院核医学科）

早发性痴呆找 PET/MRI

谈及"痴呆"，大家可能想到的是老年性痴呆。其实不然，我们先看一起年轻患者的案例：37 岁的范女士（化名）于七八个月前无明显诱因出现一系列精神行为异常，包括精神感情淡漠、喜欢独处、尿频、坐立不安等，在这半年多期间，其食量暴增，体重增加近 40 斤。其丈夫百思不得其解，自己亲密无间的妻子为何突然变得如此陌生，遂带她到当地医院检查，当地 MRI 检查提示他的妻子患脑萎缩。

丈夫很疑惑自己的妻子年纪尚轻，为何会被诊断为脑萎缩？为求进一步诊治，来到广州某三甲医院神经内科进一步治疗。在医生的建议下，患者行单部位头颅 PET/MRI 检查（如图 1 所示）。

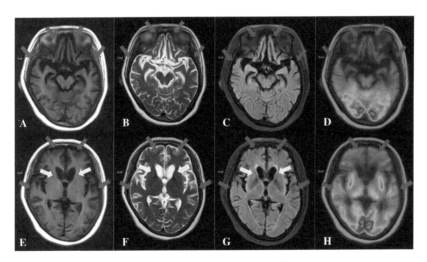

图 1 PET/MPI 检查阳性图像

注：患者额颞叶萎缩（A—H，红箭头），其中以额眶回、额直回及双侧颞叶前部为著（A—C，红箭头）；双侧尾状核萎缩（E—G，黄箭头）；上述病变区域糖代谢明显降低（D、H，红箭头），结合临床综合考虑额颞叶变性（额叶性痴呆）可能，最后临床诊断：额颞叶痴呆，与 PET/MRI 诊断结果完全符合。

综上，范女士被诊断患了额颞叶变性（额叶性痴呆）。

那么，什么是额颞叶变性？

额颞叶变性（frontotemporal lobe degeneration，FTLD）是一组以进行性精神行为异常、执行功能障碍和语言损害为主要特征的痴呆症候群。临床亚型主要分为：额颞叶痴呆（frontotemporal dementia，FTD）、语义性痴呆（semantic dementia，SD）及非流畅性失语（non-fluent aphasia，NFA）。其病理特征为选择性的额叶和（或）颞叶进行性萎缩。FTLD 的病因尚未明确，其在临床、病理和遗传方面具有异质性。FTLD 在原发性变性痴呆中占比小于 10%；在皮质痴呆中，占第三位；在早发性皮质痴呆中，占第二位，通常起病年龄小于 70 岁，发病高峰在 45～65 岁。常见症状包括：人格、行为和语言改变，记忆缺失，意识错乱，认知和语言功能障碍，情感淡漠和意志力丧失。早期 FTLD 患者进行 PET 检查，可发现额颞叶糖代谢下降。晚期 FTLD 患者，经 MRI 检查才可发现额颞叶萎缩，信号正常伴刀刃样脑回，部分 T2/FLAIR 可合并额颞叶白质高信号。

额颞叶痴呆的早期诊断及早期干预，可显著改善 FTLD 患者的预后，但我国不同城市和地区之间痴呆患者的诊断与治疗率差异很大，提高临床医生对 FTLD 的识别、诊断和治疗水平，是早期诊治和全程管理的核心因素。所以，若出现进行性精神行为异常等主要情况，临床医生怀疑是痴呆相关性疾病时，建议优先进行 PET/MRI 检查，可进行额颞叶痴呆的早期鉴别。

（作者：张水花，广州全景医学影像诊断中心）

二 常规 SPECT/CT 显像

核医学中的"神秘检查"——SPECT/CT

谈到核医学科，很多人觉得它吓人，其实在断句的时候就搞错了，不是核 /
医学科，而是核医学 / 科。核医学科不是拍核磁共振的，不能看到"核"字就
说是核医学。归核医学科管的大型设备有 SPECT、SPECT/CT、PET/CT、PET/
MR 等。

一问：SPECT/CT 是干什么的呢？

答：SPECT/CT 是属于医学影像学中的核医学科检查，中文名叫单光子发射
计算机断层扫描，为核医学科的一项检查，通常把 SPECT 叫作 ECT。这项检查
是将特定的放射性药物注入机体后，以图像的方式显示脏器功能信息的空间分
布，大多只显示显像剂分布有差异的靶器官或靶病灶功能情况，所以又称为功
能性成像（functional imaging）或分子成像（molecular imaging）。SPECT/CT 是将
SPECT 和螺旋 CT 结合在一起的大型设备，除了能提供 SPECT 反映的脏器组织
的功能信息外，还能提供 CT 的解剖信息，通过图像融合技术，将功能图像与解
剖图像叠加重合，进一步增强了疾病诊断的准确度，增加了 SPECT 的临床价值。
检查所使用的药物具有一定的放射性，但由于检查用药量极少，不会对受检者产
生危害。

二问：核医学科好"吓人"，是不是造"核武器"的地方呢？

答：不！核医学不生产"核武器"，核医学是采用核技术来诊断、治疗和研
究疾病的一门新兴学科，它是核技术、电子技术、计算机技术、化学、物理和生
物学等现代科学技术与医学相结合的产物。跟其他临床科室相比，核医学科起步
较晚，在我国的历史也就 60 多年而已，目前一些中小型医院暂时没有这个科室。

三问：相对 CT 检查，核医学的 SPECT/CT 检查有哪些优势呢？

答：由于许多疾病的功能改变早于解剖学结构的改变，如心肌缺血、短暂性
脑缺血、肿瘤骨转移、移植肾排异反应等，SPECT/CT 显像能灵敏地反映这些疾
病所导致的组织功能改变，达到早期诊断的目的，较其他影像学方法发现异常

早、灵敏度高。

四问：SPECT/CT 有哪些检查项目呢？

答：SPECT/CT 主要有以下检查项目：

（1）全身骨显像。这是早期诊断恶性肿瘤骨转移的首选方法，可进行骨转移瘤、骨原发肿瘤、骨良性病变等的早期诊断、治疗疗效评价及预后判断等。

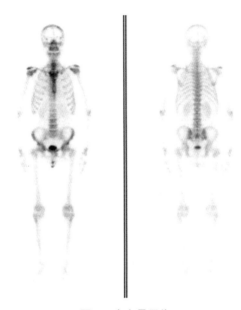

图 1　全身骨显像

（2）甲状腺显像及甲状旁腺显像。用于异位甲状腺的诊断和定位；甲状腺结节功能的判断和良恶性鉴别；高分化甲状腺癌转移灶的定位和诊断；甲状腺大小和重量的估计；甲状旁腺腺瘤的诊断和定位。

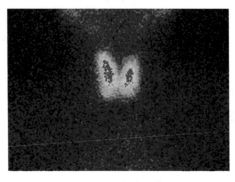

图 2　甲状腺显像

（3）肾脏显像。用于了解肾动脉病变及双肾血供情况；对肾功能及分肾功能的判断；了解上尿路通畅情况及对尿路梗阻的诊断；监测移植肾血流灌注和功能情况。

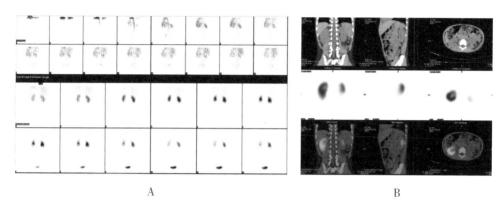

A   B

图3　肾动态显像（A）和肾静态显像（B）

（4）心肌灌注显像。在诊断心肌缺血、判断急性心肌梗死后心肌细胞活力、评估心功能等方面具有独特的临床价值。

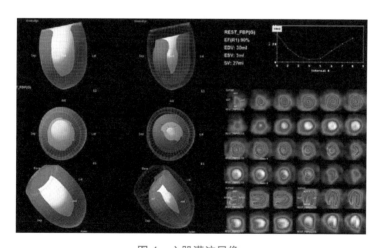

图4　心肌灌注显像

（5）脑血流灌注显像、神经递质显像。用于局部脑缺血、帕金森病、老年性痴呆等疾病的诊断。

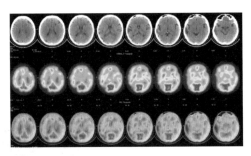

图 5　脑血流灌注显像

（6）唾液腺显像。用于唾液腺功能的判断，如干燥综合征的诊断、唾液腺手术后残留腺体或移植唾液腺功能的判断，以及占位性病变的诊断，如淋巴乳头状囊腺瘤的诊断等。

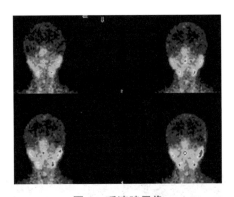

图 6　唾液腺显像

（7）甲状腺癌转移灶碘–131 全身显像。用于分化型甲状腺癌碘–131 治疗前后寻找甲状腺残留组织或者转移灶，为进一步诊治提供参考依据。

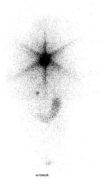

图 7　碘–131 全身显像

（8）其他显像。如肺通气 / 灌注显像、消化道出血显像、异位胃黏膜显像。

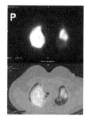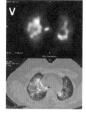
A. 肺通气 / 灌注显像

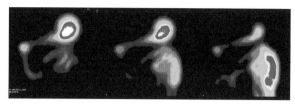
B. 胃排空显像

图 8　其他显像

总之，核医学的神秘设备 SPECT/CT 可应用于各系统疾病的功能判断、疾病鉴别诊断、肿瘤早期诊断等，科学家们不断研发新型 SPECT/CT 显像剂，例如碘–123 标记 MIBG 用于嗜铬细胞瘤的特异性诊断，锝–99m 标记焦磷酸盐用于心肌淀粉样变早期诊断，锝–99m 标记葡萄糖类似物或 RGD 小分子多肽等分子探针用于恶性肿瘤的诊断与分期、疗效评价及预后判断，使更多肿瘤患者受益，未来 SPECT/CT 的用武之地将更广泛。

（作者：向镛兆、蒋丽莎、赵祯、李玉豪、刘若萌，四川大学华西医院核医学科）

人体"黑洞"解密——心肌灌注显像

还记得曾经占领头条的这张图片吗？北京时间 2019 年 4 月 10 日 21 点，国际天文学家发布了对宇宙世界多年的探索才得到的人类历史上第一张"黑洞"照片。看到这张照片，生活经验丰富的人说，这不是正在燃烧的"蜂窝煤"吗？资深吃货们说，明明是甜甜的"面包圈"嘛！而核医学人说，这是人体心肌显像的断层图像，而且还是有缺血病变的心肌图像！

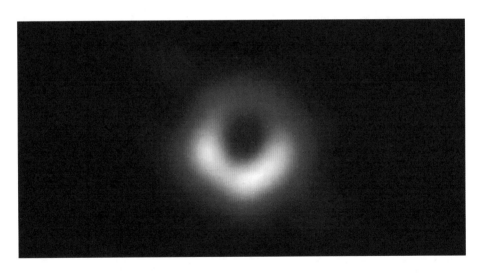

图 1 黑洞

图片来源：事件视界望远镜（EHT）合作组织。

现在笔者为大家解密人体内的"黑洞"——心肌灌注显像。心肌灌注显像是一种无创、简便、安全、高特异、高灵敏的检查手段，是诊断冠心病患者心肌缺血准确且循证医学证据最充分的检查方法之一。中高概率怀疑为稳定性冠心病的患者应首选心肌灌注显像，能耐受运动的患者应行运动负荷试验，不能耐受运动或运动不达标的患者应行药物负荷试验。心肌灌注显像能够对冠心病、心肌缺血进行早期定性诊断；对缺血、梗死心肌的范围、程度进行评估；评价治疗前后心肌灌注的变化，此外还能对心室壁的运动和心室功能进行多参数评估。

人体的"黑洞"图片是怎么拍摄出来的呢？静脉注射特定的显像剂（最常用的是 ^{99m}Tc-MIBI），它能被正常心肌细胞摄取，显像剂发出的信号（γ 射线）能被"照相机"SPECT 的探头采集并接收，最终得到心室的多层面灌注图像，其中左心室短轴断层的图像就是我们提到的"黑洞"图片。利用先进的人体"照相机"，仅需十几分钟即可完成心脏的"黑洞"显像。

1. 心肌灌注显像原理

正常或有功能的心肌细胞可选择性摄取某些显像药物，其摄取量与该区域的冠状动脉血流量成正比，与局部心肌细胞的功能或活性密切相关。静脉注入显像剂后，正常或有功能的心肌细胞能够摄取显像剂，而局部缺血或梗死的心肌细胞少量摄取或不摄取显像剂，表现为局灶性显像剂分布稀疏或者缺损。据此可判断心肌缺血的部位、程度和范围。

2. 检查前注意事项

停用茶碱类、普萘洛尔等药物；检查当天清淡饮食（忌食咖啡类饮料）；检查前建立静脉通道；注射显像剂后 30 分钟食用脂餐（如油煎鸡蛋等）。

3. 图像采集

最常用的采集方法是门控心肌断层显像，利用患者心电图 R 波触发门控采集程序。患者仰卧于扫描床上，探头接近胸壁，从患者右前斜 45° 开始到左前斜 45°，顺时针旋转180° 采集。

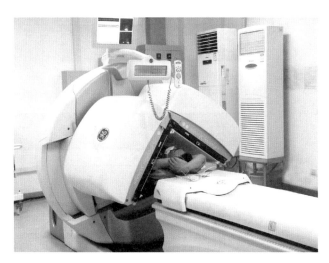

图 2　患者采集体位

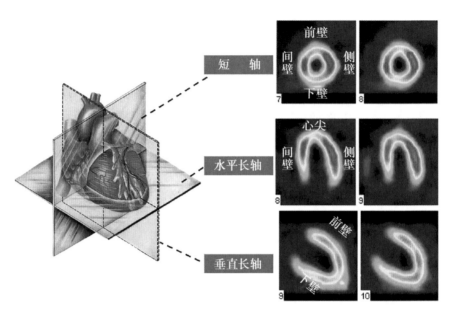

图 3　心脏断层图像展示

图片来源：空军军医大学西京医院核医学科教学 PPT。

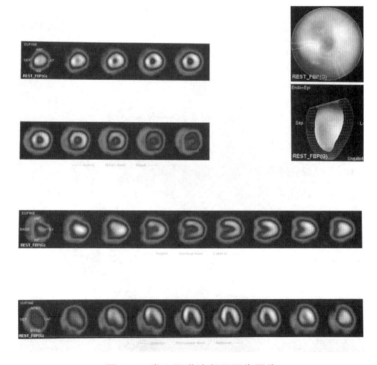

图 4　正常心肌灌注断层显像图像

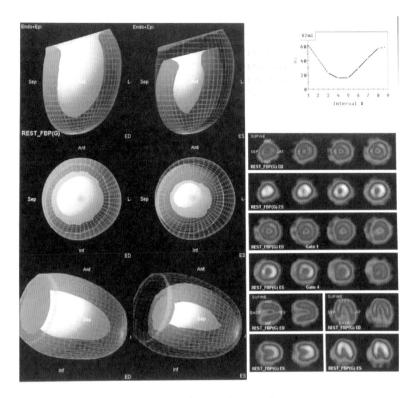

图 5　正常心肌后处理图像

注：左侧是心室壁运动图；右上是左心室心功能参数和心室容积曲线，右下是左心室三轴位断层图像。

4．静息显像与负荷显像

静息显像是指患者安静休息、无外界干扰状态下的心肌显像。

负荷显像是指在给予心脏一定的"负荷"，即药物或运动干预状态下的心肌显像。

在静息状态下只有严重的冠状动脉狭窄才会出现血流灌注的改变，而在负荷（药物或运动）状态下，冠状动脉轻度狭窄（25%～49%）及冠状动脉中度狭窄（50%～69%）就会出现不同程度的血流灌注的减低。通过静息和负荷两种状态显像对比，能够更加准确地评估心肌缺血的程度和范围。

在静息状态下完整显示的部位，在负荷状态下局部出现显影变薄、消失的现象，说明这个部位的心肌存在可逆性的心肌灌注缺损，提示心肌缺血。

无论是静息还是负荷状态下心肌图像的同一部位连续两个层面都存在局部显影消失，说明这个部位的心肌存在不可逆性的心肌灌注缺损，提示严重心肌缺血、心肌梗死或是陈旧性心肌梗死区域的"疤痕组织"。

目前，心肌灌注显像是国际公认的诊断冠心病最可靠的无创性影像学诊断技术，能够对冠心病进行危险分层、指导临床确定治疗方案，在评价疗效及评估预后等方面具有重要价值。此外，它还能够评估心室壁运动、心肌功能等，在心肌炎等其他心肌疾病的诊断中也具有独特的价值。

鉴于心肌灌注显像具备无创、简便、安全、高特异、高灵敏的优势，2018年由国内权威心血管病、核医学专家共同制定的《核素心肌显像临床应用指南》指出，稳定性冠状动脉疾病患者应首选心肌灌注显像，然后再确定是否需要进行冠状动脉造影和经皮冠状动脉介入治疗。

科学家利用天文望远镜观测到了宇宙的黑洞图像，核医学人则利用 SPECT 检测了人体的"黑洞"影像！通过上述讲解，相信大家对人体神秘的"黑洞"——心肌灌注显像已经有所了解了吧！

（作者：王新霞，西安交通大学第二附属医院，指导老师：宁宁）

肺血栓栓塞症的诊断利器
——肺通气/灌注 SPECT 显像

1．什么是肺血栓栓塞症

肺血栓栓塞症（pulmonary thromboembolism，PTE）是指来自静脉系统或右心的血栓阻塞肺动脉或其分支所致的以肺循环和呼吸功能障碍为主要临床特征的疾病。当栓子阻塞肺动脉后，其支配区域的肺组织血流中断，肺动脉压力代偿性升高引起右心功能不全，严重 PTE 患者可因恶性循环衰竭和呼吸衰竭而最终死亡。PTE 患者的典型表现为呼吸困难、胸痛及咯血"三联征"，但这种典型表现仅见于约 20% 的患者，绝大多数患者症状缺乏特异性，可以从无症状、隐匿到血流动力学不稳定甚至猝死，这对临床医生正确判断病情而言是极大挑战，发生漏诊、误诊不在少数，使患者错过最佳诊疗时机。

PTE 分为急性肺血栓栓塞症（acute pulmonary embolism，APE）及慢性血栓栓塞性肺动脉高压（chronic thromboembolic pulmonary hypertension，CTEPH）两种类型，APE 的发病率、病死率及复发率较高，及时发现并给予治疗对患者转归具有重要意义。《急性肺栓塞诊断与治疗指南》中推荐应用 Wells 评分和修正 Geneva 评分评估肺栓塞发生可能。

2．PTE 检查方法有哪些

PTE 的辅助检查手段有 D-二聚体测定、肺动脉 CT 血管造影（CTPA）、肺通气/灌注（V/Q）显像、肺动脉造影、核磁动脉造影及加压静脉超声等，其中 D-二聚体测定、CTPA 及 V/Q 显像对于 PTE 诊断的应用价值较高。D-二聚体阴性可排除 APE，阳性不能直接诊断 PTE，且其在体内的水平受很多因素影响；CTPA 在不同 Wells 评分中的预测价值不同，肺栓塞的评分为低度或高度可能时阳性预测值分别为 58% 和 96%；V/Q 显像的显像方法分为平面显像、SPECT 显像及 SPECT/CT 显像三种，以前两种临床应用最多，且 SPECT 显像诊断效能高于平面显像，欧洲核医学协会（EANM）影像诊断标准指出，针对平面及 SPECT 显像只需要发现 1 个肺段或 2 个亚肺段的 V/Q 不匹配，即可判断为 PTE 阳性。

3. 什么是肺通气 / 灌注 SPECT 显像

肺通气 / 灌注 SPECT 显像是核医学领域特有的显像方法，也是 PTE 一直以来公认的一线诊断方法。肺通气显像是经呼吸道吸入放射性微粒，微粒因直径不同分布在肺叶、肺段的不同位置，但不能够通过病变阻塞部位，利用 SPECT 探测微粒释放出的射线即可观察到阻塞部位以下呼吸道出现的放射性缺损；肺灌注显像是经静脉注射一定直径颗粒的显像剂，显像剂随肺动脉血流随机一过性嵌顿在肺毛细血管或肺小动脉内，经 SPECT 显像可得到局部肺血流灌注情况；二者相互配合对早期肺栓塞的发生具有诊断意义，表现为肺通气 / 灌注显像不匹配的影像特征，即肺通气显像时病灶部位表现为正常放射性区域分布，肺灌注显像时则表现为放射性缺损区。

4. 肺通气 / 灌注 SPECT 显像诊断 PTE 的优势

（1）与 V/Q 平面显像相比，SPECT 增加了断层显像功能，克服平面显像对器官、组织重叠造成的小病灶的掩盖，提高了对深部病灶的分辨率及定位准确性。

（2）与 CTPA 相比，对于正常的肺灌注显像，无论 PTE 临床患病概率评估结果如何，都可以安全排除 APE，而 CTPA 正常则不能直接排除 PTE 诊断；肺通气 / 灌注 SPECT 显像辐射剂量小，且相对 CTPA 禁忌证少（如：碘过敏患者禁忌行 CTPA 检查）。

（3）与 D-二聚体测定相比，D-二聚体阴性预测价值较高，阳性预测敏感性不强，且结果受很多因素影响；而肺通气 / 灌注 SPECT 显像可以直观观察病变部位，不受外界因素影响，阳性预测价值高。

（4）与肺动脉造影相比，肺动脉造影为侵入性检查手段，有一定创伤，辐射剂量相对较大，且具有一定风险，费用更高。

2019 年欧洲心脏病学会更新《急性肺栓塞诊断与治疗指南》，明确指出相关影像学检查方法的优缺点，并且肯定了肺通气 / 灌注 SPECT 显像对疑诊肺栓塞患者的诊断价值，提出其低辐射剂量、少示踪剂使用、少引发过敏反应等优点（如表 1 所示）。肺通气 / 灌注 SPECT 显像在临床应用中对 PTE 的诊断优势不言而喻，可进一步提高 PTE 的阳性检出率。相信在未来随着肺通气 / 灌注 SPECT 显像临床应用的推广，越来越多 PTE 患者能够受益！

表 1   急性肺栓塞诊断的影像学检查方法比较

检查方法	优点	缺点	辐射问题
CTPA	1．在大多数医院均可随时进行检查； 2．准确性较好； 3．在前瞻性研究中得到强有效性验证； 4．结果不确定率较低（3%～5%）； 5．若排除 PE，可提出替代诊断； 6．检查时间短	1．辐射暴露。 2．碘造影剂暴露： （1）碘过敏和甲亢患者慎用； （2）妊娠及哺乳期妇女慎用； （3）严重肾功能衰竭禁用。 3．因容易实施造成过度应用。 4．对亚段 PE 的诊断意义尚不明确	1．有效辐射剂量 3～10 mSv； 2．年轻女性乳腺组织辐射暴露显著
V/Q 显像	1．几乎没有禁忌证； 2．相对便宜； 3．在前瞻性研究中得到强有效性验证	1．并非所有医院均可进行； 2．判读报告者间存在差异性； 3．报告结果只提示 PTE 发生可能性； 4．50% 患者存在不确定的结果； 5．若排除肺栓塞，无法提供替代诊断	比 CTPA 辐射剂量低，有效辐射剂量约 2 mSv
V/Q SPECT	1．几乎没有禁忌证； 2．"非诊断性异常"诊断率最低（＜3%）； 3．根据所获数据诊断准确性高； 4．二元解释（对 PE 诊断"是"与"否"）	1．技术的不确定性； 2．诊断标准的不确定性； 3．若排除 PE，无法提供替代诊断； 4．未在前瞻性结果研究中进行有效性验证	比 CTPA 辐射剂量低，有效辐射剂量约 2 mSv
肺动脉造影	确诊 PE 的"金标准"	1．侵入性操作； 2．并非所有医院均可进行	辐射剂量最大，有效辐射剂量 10～20 mSv

注：单次胸部 X 线检查的全身有效辐射剂量为 0.1 mSv。

（作者：张海静，吉林大学第二医院核医学科）

肾脏功能检测的神器——肾动态显像

中国成人慢性肾脏病的发病率为 10.8%，早期症状不明显，很多患者初次就诊时即终末期肾脏病。事实上，它可以通过早期筛查、规范诊治、科学管理得到有效控制。放射性核素肾动态显像在判断肾功能方面敏感性高、准确性好，常规用于临床评价肾与泌尿道疾病的病理生理变化。

患者：做肾动态显像检查不是去肾脏科或泌尿科吗？怎么要到核医学科？我听过核磁共振，怎么没听过核医学科呢？

护士：核医学是通过将微量的放射性核素引入体内，利用核素发出的射线，对疾病进行诊断和治疗。

患者：那这个检查是不是有核辐射啊？辐射对我身体影响大不大？感觉很危险啊！

护士：不用担心，一次肾动态显像检查的辐射量比一次 X 线胸片的检查辐射量还低，很安全。

患者：肾动态显像检查怎么做呢？有哪些注意事项？

护士：这些问题都是患者在做检查之前问的频率比较高的问题，下面我就肾动态显像的相关知识及检查时的注意事项进行介绍。

1. 显像原理

肾动态显像包括肾血流灌注显像和肾实质功能动态显像两部分，以静脉"弹丸"式注入的显像剂经肾小球滤过或肾小管上皮细胞摄取、分泌，SPECT 在体外像摄像机一样记录了显像剂经腹主动脉、肾动脉灌注，迅速浓聚于肾实质，随尿液逐渐流经肾盏、

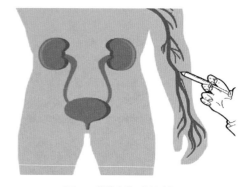

图 1　"弹丸"式注射

肾盂、输尿管并进入膀胱的全过程系列影像。

2．显像目的

显示双肾位置、大小及功能性肾组织形态，对单个肾血流、功能及上尿路通畅性进行定性评价和定量测定，在肾动态显像的基础上可测定肾小球滤过率和肾有效血浆流量，还可进行间接法膀胱输尿管反流显像，为临床诊断及治疗提供早期、确切的诊断数据。

3．哪些情况下需要做这个检查（适应证）

肾动态显像不仅可以准确检测两个肾中每个肾的功能（分肾功能），还可以用于以下情况：

（1）了解双肾位置、大小、形态、血供及功能。

（2）筛查肾血管性高血压。

（3）诊断和鉴别诊断尿路梗阻。

（4）评价肾移植供体的肾功能，监测受体移植肾功能。

（5）鉴别诊断腹部肿物与肾脏的关系。

（6）探测创伤性尿漏。

4．显像流程

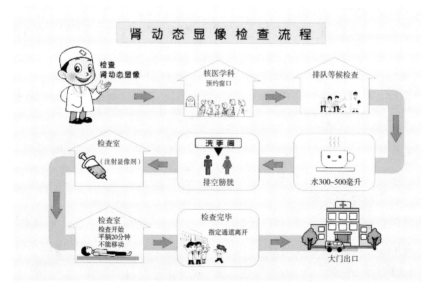

图2　肾动态显像检查流程

（1）受检者饮食正常，显像前30分钟饮水300～500毫升（6～7毫升/千克），显像前排空膀胱。

（2）受检者取仰卧位，SPECT探头后置，视野包括双肾和膀胱；肾移植者取仰卧位，探头前置以移植肾为中心。

（3）经静脉"弹丸"式注射显像剂（体积＜0.5毫升）。

国内常用的显像剂是^{99m}Tc-二乙三胺五乙酸（^{99m}Tc-DTPA），属肾小球滤过型显像剂。经静脉注射后2～3小时内只有小于10%的显像剂滞留在血液中，90%以上的显像剂被肾小球滤过，快速经尿液排出体外，30分钟时有70%～80%排至膀胱，只有少于5%的显像剂与血浆蛋白结合，其他被快速清除，适合于双肾血流灌注以及肾动能显像，亦适用于肾小球滤过率的测定。

（4）注射显像剂后，同时启动采集程序，以1～2秒/帧的速度采集60秒，为肾血流灌注相；随后以30～60秒/帧的速度采集20～30分钟，为肾功能动态相。必要时延迟显像。

（5）计算机处理后，获得有关肾血流灌注、肾功能动态及尿路排泄的图像与曲线，并获得相关功能参数。

（6）检查完毕后在医护人员指定的通道内离开，次日领取报告。

5．显像前后的注意事项

（1）检查前准备。

①妊娠期与哺乳期妇女避免做此项检查。

②检查前三天停服一切利尿剂并避免行增强CT，前两天内不可进行静脉肾盂造影。

（2）检查当日准备。

①正常饮食。

②穿衣袖宽松的衣服。

③由技术员协助测量身高、体重后前往候诊室等待，采集前30分钟（工作人员通知受检者具体时间）饮水300～500毫升（6～7毫升/千克），确保充足血容量，显像前排空膀胱。

④显像检查前除去身上所有金属饰物以及手机等物品，防止局部放射性被屏蔽导致伪影。

（3）检查时准备。

①按照工作人员指引平躺，保持身体不动。

②上机后由护士注射显像剂，注射后受检者按压棉签5分钟，凝血功能异常者适当延长按压时间。

（4）检查后注意事项。

①检查当天请勿与孕妇、儿童及婴幼儿近距离接触。

②检查当天应多饮水、多排小便，以加速残余放射性核素通过肾脏代谢排出体外。

（作者：葛甜、张延琴、李国权，空军军医大学第一附属医院核医学科）

小孩也得高血压? 核医学检查追"元凶"

　　3 岁女孩小妍 10 个月前确诊为系膜增生性肾小球肾炎,最近小便检查出现尿蛋白,在医院肾内科治疗,患儿入院后监测血压发现竟然有高血压。在大多数人看来,高血压一般是老年人才会得的疾病,小妍只是一个 3 岁小孩,怎么也会出现高血压呢? 肾内科医生介绍,高血压不是老年人的"专利",儿童也可能出现高血压,儿童期高血压分为原发性和继发性两种,其中以继发性高血压多见,肾性高血压是继发性高血压的重要病因。肾性高血压又分为肾血管性高血压和肾实质性高血压。肾血管性高血压,主要指肾动脉狭窄,是单侧或双侧肾动脉或其分支病变使肾脏缺血引起的高血压,这是可以根治的儿童高血压,关键是早期确定诊断。患儿血压明显升高,辅助检查提示肾素—血管紧张素—醛固酮系统激活,符合肾性高血压特点,肾脏超声检查提示左肾体积较前缩小,结合患儿高血压,不能排除肾脏血管异常。为了找到引起患儿血压增高的原因,肾内科医生想到了核医学科有一项特殊检查,可以帮助确定患儿高血压是不是肾动脉狭窄引起的,这项检查就是血管紧张素转换酶抑制剂介入肾动态显像。

　　在核医学科,患儿顺利进行了 ^{99m}Tc-DTPA 肾动态显像。基础显像(图 1)显示患儿左肾小,血流灌注减低,肾小球滤过功能严重受损;介入显像(图 2)显示左肾肾小球滤过功能进一步降低,提示患儿存在左肾动脉狭窄所致肾血管性高血压。

　　随后患儿接受了肾动脉球囊血管成形术 + 肾动脉造影术介入治疗,术中证实左肾动脉近端狭窄,左肾灌注稍差,球囊扩张后左肾动脉狭窄段较前明显改善。至此,患儿高血压的原因不但查明,而且得到及时治疗。

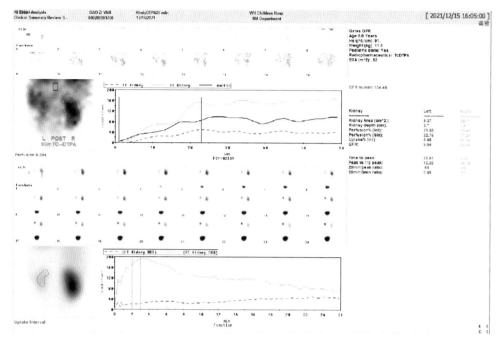

图 1　左肾动脉狭窄高血压患儿（女，3 岁）^{99m}Tc-DTPA 肾动态基础显像图

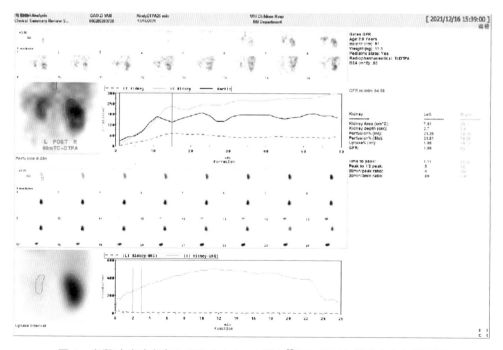

图 2　左肾动脉狭窄高血压患儿（女，3 岁）^{99m}Tc-DTPA 肾动态介入显像图

核医学科医生介绍，肾动脉血管造影是诊断肾动脉狭窄的"金标准"，但由于其属于有创检查，故不是常规检查。传统肾动态显像阳性率较低，可间接反映肾动脉狭窄，但当应用血管紧张素转换酶抑制剂做介入肾动态显像后，能有效诊断和鉴别肾血管性高血压，其中卡托普利介入试验是经典的血管紧张素转换酶抑制剂介入试验。卡托普利是一种常见抗高血压药物，通过抑制血管紧张素转化酶阻断正常代偿机制，使肾小球毛细血管滤过压降低，肾小球滤过率下降，而正常肾血管则对卡托普利无反应，从而使得患侧肾脏动态影像和肾图曲线出现异常或原有异常加剧，可灵敏测定肾动脉狭窄是否具有血流动力学意义，对肾血管性高血压诊断具有较高价值。因此，在临床怀疑由肾动脉狭窄导致的高血压患儿，进行血管紧张素转换酶抑制剂介入试验，不但可以了解肾脏的分肾功能，还可以通过患侧肾图及定量指标的变化，对肾动脉狭窄所致血管性高血压做出诊断。

（作者：方磊，华中科技大学同济医学院附属武汉儿童医院核医学科）

核医学检查让消化道出血点无处遁形

消化道出血是临床常见情况，可由多种疾病所致，有的起病隐匿，症状不典型。由于消化道结构特殊，寻找出血点位置不容易，笔者以某次临床查房经历为例，给大家科普一下消化道出血的检查方法。

主任：患儿解黑便 3 天，行动乏力 2 天，血常规提示 HB 73 克 / 升，目前诊断消化道出血，中度贫血。这位实习同学，请你来回答一下，什么是消化道出血？

学生：消化道出血是临床常见症候群，可由多种疾病所致。消化道是指从口腔到肛门整体的管道，包括口腔、咽部、食管、胃、十二指肠、空肠、回肠、盲肠、阑尾、结肠、直肠、肛管。不同部位出血的病因不同，其主要临床表现为呕血、黑便、便血等，轻者可无症状，重者伴有贫血及血容量减少，甚至休克，危及生命。

主任：那么如果现在想要了解患儿的情况，明确出血的部位及原因，你建议进行什么检查？

学生：常规实验室检查，包括血尿便常规、粪隐血（便潜血）、肝肾功能、凝血功能等。明确出血部位及病因可以用消化系统内窥镜检查，依据原发病及出血部位不同，常用的可选择胃镜（食管镜）、十二指肠镜、结肠镜等。

主任：的确，内窥镜往往是我们最先想到的检查手段，那么内窥镜的探查范围是哪里？

学生：胃镜能够检查确诊并定位上消化道出血，尤其是胃十二指肠病变；结肠镜能找到消化道远端的出血点，尤其是乙状结肠甚至降结肠。

主任：那假如出血点位于胃十二指肠以下，降结肠以上部位，我们该如何探查呢？

学生：可以用一些影像学检查方法。比如血管造影（DSA），血管造影一直是诊断出血的"金标准"，当出血量在 0.5～10 毫升 / 分钟时 DSA 即可察觉，并且在检查的同时，还可进行栓塞治疗。另外，DSA 对患者肠道准备要求低，对于急危重症患者同样适用。

主任：但 DSA 属于侵入性手术，对操作者水平及医院资源都有很强的依赖性，而且也可能导致并发症的发生，如肠道缺血、肾功能衰竭等。你还有其他的建议吗？

学生：现在还可以进行 CT、MRI 小肠造影（CTE/MRE），全面地观察肠腔内、肠壁和腔外病变。一项 Meta 分析指出，CT 小肠造影诊断不明原因消化道出血的敏感性、特异性分别为 72.4%、75.2%，尤其是发现出血原因为肠壁肿块的敏感性高达 90% 以上。

主任：回答得很好，但是 CT 小肠造影也有其局限性，它不适用于急性出血，以及部分患者不能耐受大剂量的对比剂摄入。MRI 小肠造影则对空间和时间有较高的要求，且肠道气体伪影的影响较大，容易造成图像治疗不稳定，目前临床普及率也比较低。还有一个常用检查，具有更高的敏感性，你知道是什么吗？

学生：（摇头）。

主任：那就是核医学的放射性核素显像检测。核素消化道出血显像是检测消化道出血最敏感的成像方法，出血速度在 0.05～0.1 毫升 / 分钟、出血量达到 2～3 毫升即可检出，尤其适用于评估间歇性出血。其相较血管造影、内窥镜、外科手术探查等方法更灵敏、简便、无创，阳性率高达 85%，可作为各种原因所致的消化道出血的首选检查方法。疑消化道出血的病人，行核素消化道出血显像检查可以判断出血灶是否存在、出血程度及大致部位，亦可为进一步的内镜检查、动脉造影或有关治疗提供重要信息和依据。当然，核素消化道出血显像虽然具有高敏感性的优点，但其特异性相对较差，即使是阳性发现，也经常需要其他检查来确认，因此往往只是作为一个筛查手段。

学生：原来是这样，核医学检查真是大有用处，简直就像个间歇性消化道出血的追踪器。我等一下就给患者开这个检查试试！

护士：别急，放射性核素消化道出血显像检查是需要病人做好检查前准备的，包括：①检查前停用止血药；②患儿至少禁食禁水 4 小时以上，且不合作的患儿须用镇静药进行镇静，否则可能会造成假阴性的结果。

学生：原来是这样，我明白了。我等下就跟患者交代好注意事项，让患者签好同意书。

本文所介绍的消化道出血检查方法总结如下：

（1）不明原因消化道出血的影像学检查方法包括传统的 X 线钡剂造影、超声检查、DSA、CT、MRI、核素显像等。

（2）传统 X 线钡剂造影不能用于急性期出血检查，且检出率低，现已基本不用。

（3）超声检查对消化道出血的应用多以超声内镜的形式出现。

（4）核素消化道出血显像可作为各种原因所致下消化道出血的首选检查方法。

（5）显性出血的影像学检查以 CTE、DSA 和 $^{99m}Tc\text{-}RBC$ 消化道出血显像为主要方法，隐性出血的主要成像方法有 CTE、$^{99m}TcO_4^-$ 显像。

（6）CTE 联合小肠内镜，可提高阳性检出率，并对进一步治疗有指导作用。由于 MRI 受到肠道气体伪影影响大，目前进一步的 MRI 研究还有待更多的数据。上述各种影像学检查均有其优势和局限性，将其与内镜技术联合应用，可更好地为临床服务。

（作者：舒麟凯，广西医科大学第一附属医院核医学科）

五分钟带您了解"骨显像"

患者打篮球时脚受了伤，疼得要命，他怕自己骨折了，一瘸一拐去急诊拍了 X 光片。

医生认真看过了片子，说"未见骨折征象"，但是医生还说，症状这么明显，不排除有隐匿性骨折，即常规 X 线检查难以发现的骨折，于是让他去核医学科做个"全身骨显像"。

全身骨显像？这是什么检查？患者从未听说过这个检查。

这难不倒患者，他上网一查，原来全身骨显像是这个样子的（见图 1）。

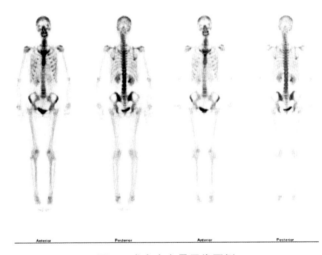

图 1　成人全身骨显像图例

资料里说："全身骨显像是通过放射性核素检测骨组织的形态和代谢是否有异常的检查。"患者查询以上知识后觉得更糊涂了，而且"放射性核素"这个词也让他隐隐有些不安。他突然想起来有个老同学在医院工作，而且好像就在什么

"核医学科",他决定好好了解下什么是"骨显像"。以下是他们的对话:

患者:"全身骨显像"是个什么检查啊?

老同学:它是核医学最常见的、应用最广的显像检查之一。简单来说是将亲骨性的放射性药物由静脉注射入体内,再通过示踪技术探查这些药物,从而获知全身骨骼的形态、血液供应和代谢情况。全身骨显像对各种骨骼相关疾病的诊断和治疗效果评估有着重要价值。

"示踪技术"其实很好理解,比如观察野生大熊猫的生活习性,就要利用示踪技术。在野生大熊猫身上放上一个小小的无线电发射器,科学家们就可以通过仪器探测到大熊猫的行踪。在这个过程中,无线电发射器就是一种示踪物。

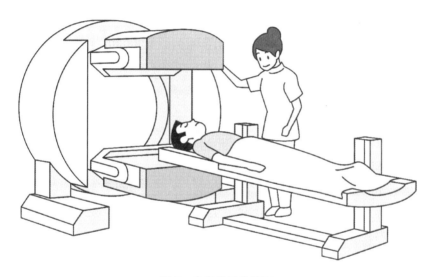

图2 全身骨显像检查

在骨显像过程中,注射的放射性药物就是一种示踪物。可以想象,作为示踪物,一定是很轻、很小的,比如无线电发射装置不会被熊猫察觉,也不会影响熊猫的行为。用于骨显像的放射性药物剂量极少,不会影响人体的生理过程和器官组织的功能。

患者:放射性药物?有辐射吧?对人体有伤害吗?

老同学:有辐射不假,但是离开剂量谈"辐射伤害",是不科学的。一次骨显像的辐射剂量与胸部平扫CT的剂量差不了多少,是很低的,没有什么危害。

患者:X光片看不到的骨折,骨显像能看到吗?

老同学:骨显像敏感性高,能够发现X光片难于发现的骨折(如肋骨、指骨、趾骨的骨折，疲劳性骨折等）。由于一次成像范围包括全身，还有可能发现X线检查范围以外的病灶。

患者：这么敏感又全面的检查，为什么不一开始就让我做呢？

老同学：X光片即开即做，是急诊怀疑骨折的首选。而骨显像由于放射性药物生产和使用时间的限制，需要至少提前一天预约。这次大夫让你做全身骨显像检查，也是因为怀疑有X光片看不到的隐匿性骨折啊。

患者：那除了我这种情况，还有什么人需要做骨显像？

老同学：对于容易发生骨转移的恶性肿瘤（如前列腺癌、乳腺癌等），骨显像可以寻找早期骨转移灶，还可以用于治疗后随诊。对于不容易发生骨转移的肿瘤，需要医生综合判断，是否进行骨显像。对于原发骨肿瘤，可以检查全身骨骼受累和可能的转移情况。

患者：听起来有点可怕……骨显像有问题的，不是骨折就是肿瘤啊？

老同学：骨显像的适应症很广，它还可以用于早期诊断骨髓炎；评价不明原因的骨痛；协助诊断可疑的代谢性骨病；诊断缺血性骨坏死；确定骨活检的定位；观察移植骨的血供和存活情况；评价人工关节置换后的状态，等等。

患者：做这个检查有什么需要注意的吗？

老同学：注射示踪剂后要适当饮水（两小时内饮水500~1 000毫升）。检查前尽量排尽尿液，排尿时应防止尿液污染身体或衣物。如果发现污染要及时更换衣物并清洁局部皮肤。检查前摘下带金属的物品（手机、钥匙等）。如果之前在放射科检查时使用了钡剂，应将其排净后再行检查。检查后要注意24小时内与孕妇及婴幼儿相对隔离（保持2米或以上的距离）。检查结束后多喝水、多排尿可以加速放射性药物的代谢。

患者：太感谢啦！现在我不光明白了骨显像是做什么的，还知道做骨显像时要注意什么。我可以安心去预约检查啦！

（作者：郑堃，北京协和医院核医学科）

核医学甲状旁腺显像，让甲旁亢病灶无处遁形

您或您的家人、朋友是否有以下这些症状？

（1）多饮、多尿：口渴明显，每天饮水在 3 000 毫升或以上；排尿量与饮水量基本相符，排尿量也很大。

（2）骨痛：不同程度骨痛，位于腰背部、髋部、肋骨及四肢等，轻者容易劳累，重者行走困难；相应部位局部有压痛；或在轻微磕碰后出现骨折。

（3）反复发作的泌尿系统结石：出现肾脏绞痛及血尿，甚至导致尿路感染、尿路梗阻或肾功能下降等。

（4）一般症状：记忆力减退、情绪不稳定；四肢无力；食欲减退、腹胀、消化不良、便秘、恶心、呕吐、急慢性胰腺炎发作、消化道溃疡；皮肤瘙痒等。

如果您有上述症状，首先建议您采血化验一下血离子及甲状旁腺激素（parathyroid hormone，PTH），当化验结果呈现血钙升高、血磷降低、甲状旁腺激素升高等情况，那么您可能患上了原发性甲状旁腺功能亢进症。

但不必过分慌张！

原发性甲状旁腺功能亢进症是指由于甲状旁腺本身病变引起的甲状旁腺激素合成及分泌过多，通过其与骨、肾的作用，导致血钙增高和血磷降低，从而导致出现反复发作的肾结石、广泛的骨吸收、精神改变及消化道溃疡等。确定甲状旁腺功能亢进病灶的位置后，可以通过手术切除，大多数患者为甲状旁腺腺瘤，手术切除后能够完全治愈。

那么如何寻找甲状旁腺功能亢进病灶呢？

正常成人甲状旁腺一般有 4 枚，位于甲状腺上下极的背侧，但其位置及数目差异较大，故部分病变甲状旁腺的位置不容易确定。甲状旁腺彩超是首选的经济、无创的检查方法，但彩超的阳性率及准确性既与检查者的经验密切相关，也会受到甲状旁腺本身的位置及病理学特性的影响，彩超的检查结果不一定理想。

在此，向大家推荐核医学科的甲状旁腺显像，该检查方法无创，最大优势是

检测灵敏度高，目前最常用的显像方法是^{99m}Tc–MIBI 双时相显像（早期相：15分钟，延迟相：120 分钟）。根据 ^{99m}Tc–MIBI 在正常甲状旁腺组织与功能亢进甲状旁腺组织中的代谢速率不同（多数情况下在正常组织中清除较快，在功能亢进组织中清除较慢），甲状旁腺功能亢进时图像上可发现"热点"，见图 1。

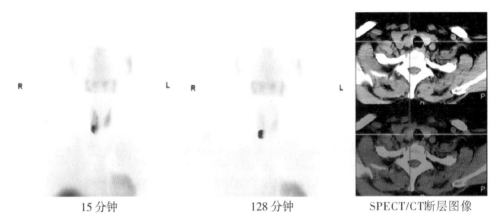

15 分钟　　　　　　　128 分钟　　　　　SPECT/CT断层图像

图 1　^{99m}Tc–MIBI 双时相甲状旁腺显像图像

注：15 分钟早期相平面图像见甲状腺右叶下方浓聚影，120 分钟延迟相平面图像浓聚影更加突显，SPECT/CT 断层融合图像见甲状腺右叶下方浓聚的甲状旁腺腺瘤。

目前应用的 SPECT/CT 断层融合显像，可更进一步提高诊断的灵敏度和准确性，让异常的甲状旁腺病灶无处遁形。这样我们就能在术前准确地定位病灶，通过手术切除病灶后，患者的甲状旁腺素和血钙就会很快恢复正常，前面所提到的症状会逐渐消失，患者的病也就好了！

（作者：郝婷婷，吉林大学白求恩第二医院）

小胶囊，大智慧，
让幽门螺杆菌无处可藏

医生您好，门诊医生让我来做 ^{14}C–尿素呼气试验，请问为什么要做这项检查呢？

前言

小高近日因为反复上腹部不适就诊于医院，门诊医生建议其到核医学科行 ^{14}C–尿素呼气试验，检测幽门螺杆菌感染。

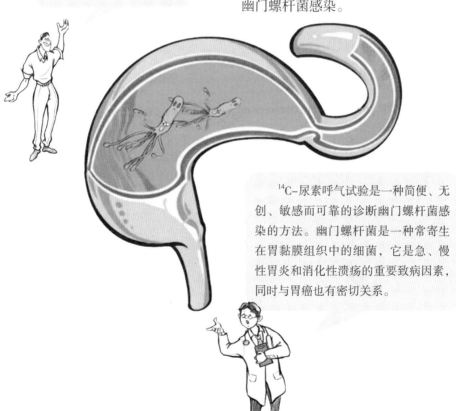

^{14}C–尿素呼气试验是一种简便、无创、敏感而可靠的诊断幽门螺杆菌感染的方法。幽门螺杆菌是一种常寄生在胃黏膜组织中的细菌，它是急、慢性胃炎和消化性溃疡的重要致病因素，同时与胃癌也有密切关系。

那么检查之前需要做哪些准备呢？

首先，患者需要空腹 3 小时以上；其次，患者必须停用抗生素（如左氧氟沙星、青霉素、头孢菌素等）和铋剂（如枸橼酸铋钾、复方铝酸铋颗粒等）1 个月，停用硫酸铝和质子泵抑制剂（奥美拉唑、兰索拉唑等）至少 2 周。否则可能会因为药物将细菌杀死而出现假阴性结果。检查流程很简单，您将这个胶囊吞下去就可以了。

哇，好神奇的胶囊，只靠 1 个小小的胶囊就可以检测到细菌吗，它是怎么做到的呢？

幽门螺杆菌能产生活性较高的尿素酶，它可以将尿素分解产生氨气和 CO_2，分解产生的 CO_2 进入血液，经肺排出体外。利用幽门螺杆菌的这一特性，我们将含有 ^{14}C 标记的尿素的胶囊送入体内，若患者体内有幽门螺杆菌，那么 ^{14}C 标记的尿素就会被分解为 ^{14}C 标记的 CO_2，进入血液后经肺排出体外。此时，检测患者呼出气体中 ^{14}C 的多少就可以知道是否有幽门螺杆菌感染。

尿素来了，兄弟们上，分解了它！

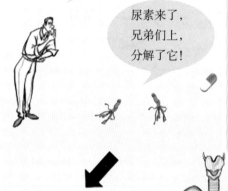

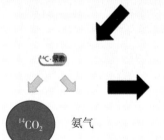

$^{14}CO_2$　　氨气

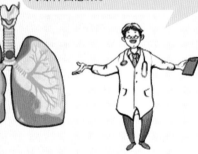

感谢您的解答，我已经大致了解了，现在开始检查吧，我具体应该怎么做呢？

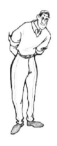

喝水送服 ^{14}C 胶囊

静坐等待 20 分钟左右，以便尿素充分分解

工作人员发放一次性吹气管和集气瓶

将吹气管插入集气瓶中液面以下，平缓向集气瓶中吹气 2 分钟左右，或者集气瓶中紫色液体变无色即可停止

将吹气管扔到黄色垃圾桶内，集气瓶交给医生等待检查结果

现在我为您讲解具体流程——

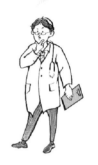

谢谢医生，检查已经做完了，我该怎么解读结果呢？

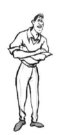

由于各个医院使用的设备、仪器不统一，所以各个医院的检查报告、阳性标准值也各不相同，比如我院阳性标准值为 100，结果大于 100 即表明有幽门螺杆菌感染。

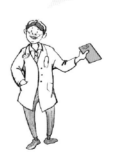

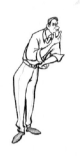

我听说这项检查会有辐射，请问这是真的吗？我回家以后需要与家人隔离吗？

我可是很安全的。

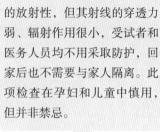

^{14}C-尿素虽然确实有少量的放射性，但其射线的穿透力弱、辐射作用很小，受试者和医务人员均不用采取防护，回家后也不需要与家人隔离。此项检查在孕妇和儿童中慎用，但并非禁忌。

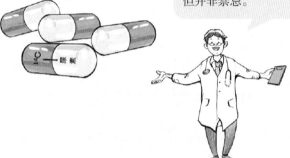

最终，小高通过^{14}C-尿素呼气试验确诊为幽门螺杆菌感染，及时到相关科室进行了治疗，避免了病情的贻误。

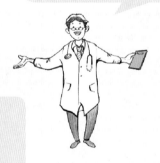

腹部不适怎么行，
碳十四我有本领。
小小胶囊莫小看，
幽门杆菌全显形。

（作者：王艺臻，大连医科大学附属第二医院核医学科，配图：陈瑞宁）

骨质疏松——为什么要去核医学科做检查？

老张问："大夫，我老是腰痛，这半年来身高都变矮了些。"

医生答："考虑到您的年纪，很可能是骨质疏松所致，先去核医学科做个DXA骨密度检查吧！"

为什么检查骨质疏松要去核医学科？这个DXA是什么？相信很多患者此时心里面都会浮起一个个疑问。其实，很多临床医师也并不知道核医学与骨密度检查之间的这段"渊源"……

在进入老年阶段后，很多人都会面临骨质疏松的问题，随着女性绝经期的到来和老年患者年龄的增长，骨矿物质会逐年快速流失，骨小梁也逐渐退化，相当于建筑物内的砖瓦混凝土越来越少，钢筋结构被不断破坏，最终导致我们人体这个建筑物轰然倒塌，即骨折的发生。为了避免这种糟糕的情况发生，我们最方便也最直接的方法就是了解骨骼中骨矿含量的多少，也就是进行骨密度的检查。

早期的骨密度仪的放射源是放射性同位素，比如^{153}钆，这种核素可以产生44 keV和100 keV两种能量的γ射线，但是由于使用核素作为放射源的γ射线品质不如X射线，而且需要每年更换射线源，成本较高。随着技术的发展，目前临床上使用的骨密度仪都是使用球管产生X线来进行测量的。由于早期涉及核素的使用和管理，故骨密度测量业务归属于核医学科并传承了下来，这也就是为什么要去核医学科测量骨密度的原因了。

目前临床上普遍应用的骨密度检查技术叫做双能X线吸收法（dual-energy X-ray absorptiometry，DXA），这也是临床骨质疏松检查的"金标准"。其使用两种不同能量的X射线进行检查，由于不同能量的X线穿透不同密度的人体组织所衰减的程度不同，通过计算机处理射线衰减信息就可以很好地区分测量人体骨骼与软组织的组织含量和密度了。

2018年中国骨质疏松流行病学调查结果显示：我国50岁以上人群骨质疏松症患病率为19.2%，其中女性为32.1%，男性为6.0%；65岁以上人群骨质疏松症患病率达到 32.0%，其中女性患病率高达 51.6%，男性为 10.7%。这已经是相当惊人的高患病率了，随着我国人口寿命的延长和社会老龄化的加剧，骨质疏松症患病率仍将进一步提高。早期诊断骨质疏松、早期干预骨折发生在我国健康卫生工作中尤其重要。

由于骨质疏松是一种"静悄悄的"骨代谢疾病，患者往往临床表现并不典型，早期可能仅仅表现为骨痛，甚至并无症状；而当出现身高变矮、骨折等状况时，往往已经到了骨质疏松的中晚期，所以建议绝经期妇女和 50 岁以上的男性，当有既往骨折史、家族骨质疏松骨折史、糖皮质激素使用史、抽烟、酗酒等骨质疏松危险因素时，要及早来核医学科进行 DXA 骨密度检查，了解自己骨密度的情况，以排除骨质疏松症，及时干预，预防骨质疏松骨折的发生。

（作者：弓健，暨南大学附属第一医院核医学科）

核医学治疗

第三编

一 甲状腺疾病

甲状腺摄 ^{131} 碘试验——甲状腺毒症的"试金石"

小小甲状腺，平时不起眼，一旦生起病，花样真不少。

在我们核医学科有一项检查，叫做甲状腺摄 ^{131} 碘（^{131}I）试验，堪比甲状腺毒症的"试金石"。

啥是甲状腺摄 ^{131}I 试验呢？为啥它能当"试金石"呢？

正常甲状腺里面有大量的"小泡泡"细胞夜以继日地努力工作，食物中的碘绝大多数都被这些勤劳的"小泡泡"细胞抓走，经过一番改造，这些碘被加工成了甲状腺激素，一部分存进了"小泡泡"细胞围成的"大泡泡"中，一部分进入我们的血液，被运输到各个器官发挥作用。这些"小泡泡"细胞的工作能力与我们甲状腺的功能状态密切相关。

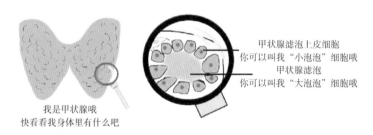

图 1　甲状腺滤泡上皮细胞及甲状腺滤泡

甲状腺摄 ^{131}I 试验，就是给我们口服一些能够被追踪的放射性核素 ^{131}I，这种 ^{131}I 和我们平时食用碘盐中吃进去的碘性质是一样的，但不同的是进入体内的 ^{131}I 可被体外仪器探测到。

甲状腺摄 ^{131}I 试验就是根据仪器探测被甲状腺"小泡泡"细胞摄取的 ^{131}I，计算甲状腺摄 ^{131}I 的数量以及变化规律，进而判断出"小泡泡"细胞的实际工作能力。

甲状腺毒症就是指我们血液中的甲状腺激素较正常增多，从而导致我们出现心慌、烦躁、多汗、消瘦等高代谢症状。当甲状腺功能亢进时，"小泡泡"细胞拼命工作，抓走很多很多碘，加工成大量甲状腺激素，分泌进入血液里的甲状腺激素就增多了，导致一系列高代谢症状，即甲状腺毒症。抽血化验会提示甲状腺激素升高，这种情况最常见的病因就是 Graves 病（格雷夫斯病）。而当多种因素导致"小泡泡"细胞损伤，"小泡泡"细胞抓碘能力明显下降，但是"大泡泡"里面原来存储的一部分甲状腺激素"漏"出来进入血液中，这些临时增加的甲状腺激素也会导致我们表现为甲状腺毒症，抽血化验也会提示甲状腺激素升高，这种情况常见于各种甲状腺炎，最常见的种类就是亚急性甲状腺炎。

那么，这两种病都引起甲状腺毒症，并且抽血化验甲状腺激素都升高，但是治疗方法完全不一样，怎么区别呢？

这时候就需要甲状腺摄 ^{131}I 试验这个"试金石"了，根据甲状腺摄 ^{131}I 试验结果的高低，马上就能判断出"小泡泡"细胞是在拼命加班还是战斗力下降，进而判断出甲状腺毒症的病因。甲状腺摄 ^{131}I 率增高是 Graves 病，降低是亚急性甲状腺炎。

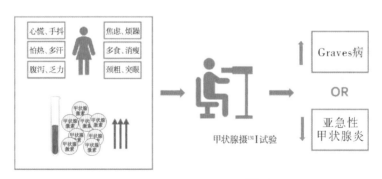

图 2　试金石——甲状腺摄 ^{131}I 试验

怎么样，甲状腺摄 ^{131}I 试验是不是像"试金石"一样厉害？

这么厉害的检查，要怎么做呢？是拍片还是打针化验？

统统都不是，这么厉害的检查做起来十分简单且无创伤。

我们只需要早晨空腹检查，医生会给我们少量无色无味的药水（内含 ^{131}I），我们要做的就是一滴不漏地全部喝下去，然后继续饿着肚子到服药后 2 小时，这时候医生会使用甲功仪对准我们脖子上的甲状腺区域检测几分钟，检测完我们就可以吃饭了，等到服药后 4 小时、24 小时再重复检测一下，这个检查就做完了。

用一句话概括就是：喝一次药水，测3次脖子。

是不是很简单呢？而且还不痛哦。

下面要敲小黑板了，重要的事请记清楚哦：

第一，孕妇和哺乳期的妇女暂时不能做甲状腺摄 ^{131}I 试验。

第二，检查前需要停用一些药物，并禁碘饮食，由于一些含碘的药物、含碘高的食物会影响检查结果，有这些情况一定要如实告诉医生，由医生判断并合理安排检查时间。

有了甲状腺摄 ^{131}I 试验这块"试金石"的帮助，在医生的"火眼金睛"下，甲状腺毒症的原因就"原形毕露"了，然后循因治疗，患者就能恢复身体健康。

（作者：朱晓娜，西安交通大学第二附属医院核医学科）

甲状腺毒症的两副面孔

甲状腺毒症具有两副面孔？我们先看一个病例。

小吴是一位漂亮的年轻女孩，可她走进诊室的时候却带着满脸的愁容和深深的黑眼圈，可以看出她好几天没有好好休息了。

"医生，我的体检报告说我得了甲亢，我该怎么办？"

小吴来就诊之前已经通过网络了解了很多关于甲亢的内容，"大脖子""天天吃药""突眼""肝损害"等词汇都深深困扰着她，对于一个爱美的女孩来说，这些问题确实一时很难接受。

我给她倒了一杯水，对她说："先别急，我需要了解一些情况，例如，最近有没有感冒、发烧？觉得脖子疼吗？"

小吴回答道："有的，一周前就有这种情况，但是疼得不严重，这两天觉得特别的疼。"

我看了小吴的化验单，结果显示她的游离 T3、游离 T4 增高，促甲状腺激素低下。

我告诉她，我们要弄清楚甲功异常的病因，才能找到正确的解决办法，然后给她开了"甲状腺静态显像"的检查。一个小时后，小吴带着检查单和甲状腺显像图像回到了诊室，甲状腺显像结果如图 1 所示，甲状腺摄取功能严重受损。

根据小吴的临床症状、甲功化验结果、甲状腺显像结果综合分析，我们将小吴的病诊断为"亚急性甲状腺炎"，而非"原发性甲状腺功能亢进症（通常所说的甲亢）"。

其实，甲状腺毒症不一定就是我们通常所说的"甲亢"，也可能是假性甲亢症，甲状腺毒症具有两面性，单纯根据化验和临床表现容易误诊。

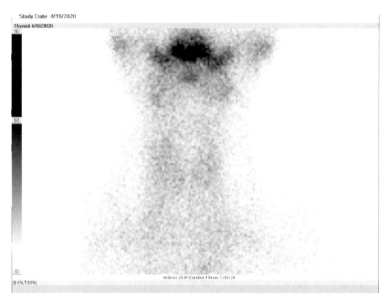

图 1　甲状腺显像图像：图像本底增高，甲状腺轮廓不清，摄取明显降低

　　甲状腺毒症是指由于某些原因引起血液循环中的甲状腺激素过多，出现机体兴奋性增高、代谢亢进的临床表现，临床表现与甲状腺功能亢进很相似，如果不注意很容易误诊。常见的病因主要有甲状腺功能亢进（最常见的是自体免疫性甲亢，也就是 Graves 病，通常简称甲亢）和甲状腺炎（由于甲状腺炎症破坏甲状腺滤泡，使血液中的甲状腺激素短时间升高，出现甲亢样表现），两者治疗原则不同，临床上需要甄别。

　　亚急性甲状腺炎为自限性疾病，通常于流感或普通感冒后 1～2 周发病，起病较急，临床主要表现为发烧、甲状腺肿痛及甲状腺功能异常。病程一般持续2～3 个月，患者甲状腺功能一般均能恢复正常，少数可发生永久性甲减。

　　亚急性甲状腺炎与原发性甲亢的甲状腺激素检测结果可类似，但是二者的发病机制及治疗方法截然不同，因此在发现甲功异常的同时，一定要进行鉴别（两者鉴别要点见表 1），如果亚急性甲状腺炎患者误用了抗甲状腺药物，那么可能会造成永久性甲减发生概率增高。

表 1 两种疾病通过甲状腺静态显像或甲状腺摄碘率测定的鉴别要点

	亚急性甲状腺炎	原发性甲亢
甲状腺静态显像	初期：局限性核素分布稀疏、缺损； 进展：稀疏缺损区扩大； 恢复：稀疏缺损区缩小或消失	外形增大； 显像剂摄取功能增强
甲状腺摄碘率测定	摄 ^{131}I 率低于正常值	摄 ^{131}I 率高于正常值； 高峰前移

下面开始画重点啦！

亚急性甲状腺炎与原发性甲亢鉴别的关键在于两者的甲状腺静态显像和甲状腺摄碘率的结果不同。

1. 甲状腺静态显像

正常甲状腺组织具有选择性摄取及浓聚碘的能力。将放射性 ^{131}I 或锝液 $^{99m}TcO_4^-$ 引入体内后，即可被有功能的甲状腺组织所摄取。在体外用显像仪探测其发出的 γ 射线的分布情况，可观察甲状腺或有甲状腺功能组织的位置、形态、大小及功能状态。亚急性甲状腺炎的甲状腺显像本底增高，甲状腺摄取明显减少；而原发性甲亢的甲状腺显像图像本底低，甲状腺摄取明显增高，两者甲状腺显像图像差异很明显（见图 2）。

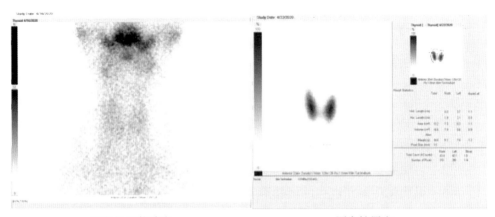

亚急性甲状腺炎　　　　　　　　　　　　　原发性甲亢

图 2 亚急性甲状腺炎与原发性甲亢的甲状腺显像图像差异

甲状腺静态显像可用于以下情况：

（1）观察甲状腺大小和形态。

（2）异位甲状腺的诊断。

（3）甲状腺结节的功能判断。

（4）颈部肿块的鉴别诊断。

（5）寻找甲状腺癌的转移灶。

（6）估计甲状腺质量。

2．甲状腺摄碘率测定

甲状腺摄碘率测量是，给予患者口服少量 [131]I 后，在体外利用甲状腺功能仪探测甲状腺发射的 γ 射线，获得不同时间甲状腺部位的放射性计数率，根据甲状腺摄取 [131]I 的数量和速度、释放的速率来判定甲状腺功能状态。甲状腺摄取与释放碘的速度和数量与甲状腺功能状态有关。亚急性甲状腺炎的摄碘率低下，而原发性甲亢的摄碘率则异常增高，见图3。

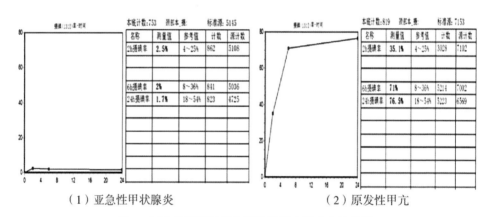

（1）亚急性甲状腺炎　　　　　　　　　（2）原发性甲亢

图3　亚急性甲状腺炎与原发性甲亢摄碘率的差异

此外，甲状腺摄碘率测定还可用于以下情况：

（1）辅助甲亢 [131]I 治疗剂量的计算和疗效预测。

（2）其他甲状腺疾病的辅助诊断。

（3）甲状腺功能亢进症的辅助诊断。

（4）甲状腺功能减退症的辅助诊断。

（5）碘摄取与碘代谢相关研究。

（作者：石雪，吉林大学第二医院核医学科）

甲亢反复复发怎么办?

刘阿姨:甲亢七年多了,药物治疗后反复复发,这已经第三次停药复发了,且脖子也越来越粗了,感觉已经绝望了,这可怎么办?

隔壁老刘:听说老李甲亢四年多,喝了点"碘药水"就好了。

刘阿姨:什么"药水"这么神奇?

1. 神奇的"药水"——^{131}I

下面我们一起来了解一下这神奇的^{131}I及治疗原理。

^{131}I是元素碘的一种放射性同位素,碘是合成甲状腺激素的原料之一,甲状腺滤泡细胞通过钠/碘转运体(NIS)摄取^{131}I,^{131}I衰变释放β射线,进入甲状腺的^{131}I衰变释放的能量几乎全部被甲状腺组织吸收,β射线有较强的电离辐射能力,使甲状腺滤泡细胞变性和坏死,由此达到治疗甲亢的目的。

2. 什么情况下适合^{131}I治疗呢?

目前国内外治疗甲亢主要有三种方法:^{131}I、抗甲亢药物(甲巯咪唑、丙硫氧嘧啶等)和手术治疗。^{131}I治疗既可作为甲亢的一线治疗方案,也可作为抗甲亢药物治疗不佳患者的根治措施。^{131}I治疗尤其适用于下述情形:

(1)对抗甲亢药物出现不良反应,如肝功能异常、白细胞减少、过敏等。

(2)抗甲亢药物疗效差或多次复发。

(3)合并肝功能损伤;合并白细胞或血小板减少。

(4)合并心房颤动或骨骼肌周期性麻痹。

(5)甲亢病程较长;老年患者(特别是伴有心血管疾病者)。

(6)有手术禁忌证或手术风险高;有颈部手术或外照射史。

此外,我们的^{131}I还可以缩小脖子,达到美容的效果,对于颈部肿大明显的甲亢患者也是不二的选择。

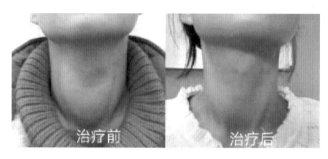

图 1

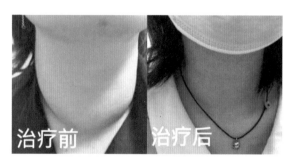

图 2

3. ^{131}I 具有放射性，^{131}I 治疗是不是放疗？

^{131}I 药水是一种无色无味的液体，虽然带有放射性，但与普通的体外照射放疗不同，患者把 ^{131}I 药水喝下去，喝下去的 ^{131}I 主要被功能亢进的甲状腺组织吸收，其他组织基本不吸收 ^{131}I，因此对其他组织影响极小，可以认为它是一种"精准靶向治疗"，并不会引起肝功能异常、白细胞减少、恶心呕吐、脱发等不良反应。

4. ^{131}I 治疗的优缺点

^{131}I 治疗甲亢具有治愈率高、复发率低、避免药物治疗不良反应等优点，但并非十全十美，也有其不足之处。因为 ^{131}I 治疗为甲状腺破坏性治疗，治疗后可能发生甲减，但甲减只需要服用优甲乐替代治疗即可，且优甲乐便宜、没有副作用。对于突眼的患者，^{131}I 治疗可能会加重突眼，但对于轻中度突眼的患者，^{131}I 治疗的同时可以联合激素治疗，预防突眼的发生。

5. ^{131}I 治疗的安全性

有人说甲亢患者接受 ^{131}I 治疗后会引起白血病、不孕不育?

已有大量研究证明甲亢患者接受 ^{131}I 治疗后,白血病发生率、甲状腺肿瘤发生率及癌症总体死亡率均未见增高。卵巢和睾丸几乎不摄取 ^{131}I,并且 ^{131}I 在体内排泄快, ^{131}I 治疗甲亢不会对睾丸和卵巢的功能产生损害,患者的生殖能力不会受到影响。且研究显示接受 ^{131}I 治疗的儿童及青少年甲亢患者的后代中,先天性畸形的比例并未增加。这表明甲亢 ^{131}I 治疗是一种安全治疗方案。但接受 ^{131}I 治疗后,应采取避育、避孕措施至少 6 个月。

^{131}I 是治疗甲亢的主要方法,安全有效,对于药物治疗效果欠佳、经常复发、存在药物不良反应、颈部肿大明显等情况的患者,建议优先至核医学科选择 ^{131}I 治疗。

(作者:曾令鹏,南昌大学第一附属医院)

甲亢不用愁，核素碘解忧

遗传环境自免疫，青中女性最常见；
节奏加快竞争剧，甲亢发病在身边。
心慌体乏手脚颤，怕热多汗常失眠；
多食易饥反消瘦，治疗方法三可选。
抗甲药物疗效好，连吃多年难坚持；
是药都有三分毒，肝损粒缺白球减。
遵嘱停药才数月，症状复发占一半；
手术有创风险大，留下疤痕不美观。
损伤神经太不值，欧美国家放后边；
放射核素碘口服，不少国家为首选。
环球应用八十载，治愈甲亢过千万；
二十世纪中叶起，神州大地始开展。
国内观念逐渐变，甲低替代易实现；
口服一次多数愈，简单高效价低廉。
门诊口服稍休息，不近孕童责任担；
妊娠期间绝不可，相对禁忌今稀罕。
治疗甲亢不用愁，核素碘疗信手拈；
诊疗一体显功效，轻松驾驭杏林攀。

（作者：郑红宾，广西右江民族医学院附属医院）

《我和我的家乡》与"毒性甲瘤"

2020年国庆假期，笔者回到老家看了一部电影——《我和我的家乡》，影片由5个小故事组成，其中第一个故事《北京好人》就给了笔者一个惊喜，因为它为甲状腺疾病做了隆重的科普宣传：故事讲述了张北京（葛优饰演）的表舅得了引起甲亢症状的"甲状腺腺瘤"，需要手术治疗，因手术费用高昂而向张北京借钱，由此引发了一场充满温情的闹剧。

甲状腺腺瘤是什么？是癌吗？

作为一名核医学科医生的笔者，今天为大家科普一下这种可引起甲亢的甲状腺腺瘤——高功能性甲状腺腺瘤，和治疗它的一种"不开刀的手术"方法——放射性碘治疗。

1. 什么是高功能性甲状腺腺瘤

甲状腺腺瘤中有一种自主性高功能性甲状腺腺瘤，又称毒性腺瘤，是指由甲状腺内单发或多发的高功能的腺瘤而引起甲状腺功能亢进症状的一类疾病，除颈部可摸到结节外，多数患者有心慌、乏力、多汗、消瘦等情况。

高功能性甲状腺腺瘤，它并不是甲状腺癌，而是我们平时常说的甲状腺结节中的一种。其实，大部分的甲状腺结节是良性的无功能结节，但这种毒性结节具有自主合成激素的"超能力"，可以不受控制地分泌大量甲状腺激素。当血中甲状腺激素增多时，就会出现影片中提到的很多症状，"爱激动、爱出汗、手抖、容易饿、高血压、妄想症"等，也就是甲亢症状。

目前该病病因仍不明确。该病有个特点，正常的甲状腺组织受垂体分泌的促甲状腺激素（TSH）调节，但高功能性甲状腺腺瘤有了自主性的"超能力"，不受"老大"TSH的控制，但结节外的甲状腺组织仍被反馈抑制，恰巧这一点是放射性碘治疗不损伤正常甲状腺组织的基础，只打"出头鸟"——高功能性甲状腺腺瘤。

2．高功能性甲状腺腺瘤的治疗方法

手术切除是快速解决高功能性甲状腺腺瘤的方法，但毕竟有些患者身体不好，手术存在一定的风险，并且手术费用相对较高一些，尤其是对于老年患者或有手术禁忌或不愿手术者，还有一个更好的选择，那就是笔者要介绍的放射性碘-131（^{131}I）治疗。

3．为什么 ^{131}I 可以治疗高功能性甲状腺腺瘤

^{131}I 是碘元素的同位素，一种放射性核素，跟我们平时食用的海带、紫菜及加碘食盐中的碘是同一种元素，只是 ^{131}I 不稳定会发生衰变，释放一些射线。我们人体的甲状腺细胞可以主动地摄取碘元素，^{131}I 释放的放射性射线，可以破坏这些功能亢进的细胞，从而治疗甲亢。

^{131}I 可以治疗引起甲亢的多种疾病，如毒性弥漫性甲状腺肿（Graves 病）、高功能性甲状腺腺瘤、毒性结节性甲状腺肿等。

和治疗 Graves 病（甲亢最常见的病因）略有不同，治疗高功能性甲状腺腺瘤时，我们通常给予的 ^{131}I 剂量会多一些，但治疗过程类似，都期望通过一次足量剂量的给药，达到破坏甲状腺腺瘤组织的目的。因腺瘤周围甲状腺组织被抑制，正常甲状腺滤泡细胞摄取很少 ^{131}I，进入体内的 ^{131}I 绝大部分都进入高功能的腺瘤细胞里，同时发出的射线射程又很短（通常几毫米），所以当"出头鸟"腺瘤细胞被 ^{131}I 消灭后，甲状腺组织就可以恢复工作啦！结节会缩小，那些"爱激动、爱出汗、手抖、容易饿、高血压、妄想症"的症状也会逐渐消失。

（作者：邱李恒，北京大学人民医院核医学科）

甲减对妊娠及胎儿有影响吗？

甲状腺功能减退（简称"甲减"）是母体及胎儿的隐形杀手。之所以称之为"隐形杀手"，是因为甲减初期的症状并不明显，人体自身很难察觉甲减的发生，但它极大影响着母体及胎儿的健康。甲减的妇女若没有得到及时的治疗，可导致不易怀孕、怀孕后易流产或者发生其他不良妊娠的结果。对于胎儿，则会影响胎儿脑部发育，或者发生先天性甲减、克汀病以及其他先天性畸形。尤其在妊娠期前三个月，这是胎儿脑部发育最重要的时期，而此时胎儿自身的甲状腺功能并没有完全建立，生长发育所需的甲状腺激素主要依靠母体供给。如果此时孕妇的甲状腺激素不足，则可导致胎儿智力、认知能力、运动能力发育不全，甚至发生不可逆的受损。因此建议备孕的妇女，在怀孕前就进行甲状腺激素的检查，一旦发现问题及时治疗纠正。即使在怀孕后发现了甲状腺功能减退，及时补充甲状腺激素也能够减少损伤的发生，保证母婴的安全。

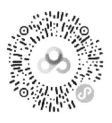

（视频二维码）

（作者：张杰，西安交通大学第二附属医院）

全民补碘时代，如何科学补碘？

碘是人体必需的一种微量元素，像钙、铁、锌等一样，对人体非常重要。我们身体有个器官叫"甲状腺"，它具有摄取碘的功能，可以合成甲状腺激素，而甲状腺激素是人体代谢不可缺少的重要物质，可称之为"生命燃料"。如果把甲状腺比作"生命燃料"加工厂，那么碘就是合成"生命燃料"的原材料。

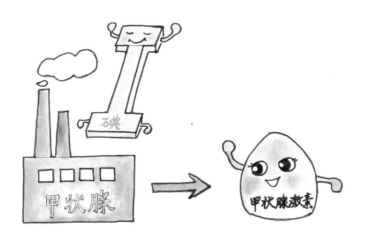

图 1

1．补碘要科学

（1）一般人群补碘。

根据世界卫生组织（WHO）建议，健康成人（非孕妇）每天需摄入碘150～200微克。在我国绝大多数地区，每天从饮水中获得的碘量约为10微克，食物中碘的摄入量为25～50微克，如果不特别增加富碘食物，则一般人群每天从食物和饮水中获得的碘不能满足人体需求。

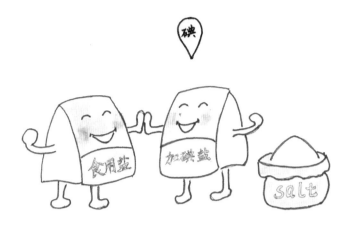

图 2

目前我国已经普及了加碘盐，按照我国《食用盐碘含量》标准，食盐强化碘量水平约 25 毫克 / 千克，每天摄入 5 克盐，烹饪损失按 WHO 等国际组织推荐的20% 计算，每天可以从加碘盐中摄入碘 100 微克，加上饮水和食物中摄入的碘，则可以达到一般人群推荐摄入量（120 微克 / 天）。因此，据临床经验看，在普及加碘盐的情况下，普通人群正常饮食就能维持足够的碘摄入。

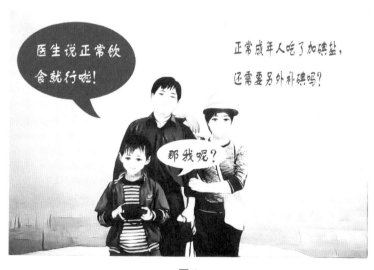

图 3

（2）特殊人群补碘。

从胚胎到婴儿出生后至三周岁以内，是婴幼儿大脑发育的关键时期，如果此时摄入碘不足，会增加大脑发育迟滞的风险。儿童青少年时期，各器官生长发育快，基础代谢增强，消耗较多的碘。因此，妊娠妇女、哺乳期妇女、婴幼儿等人群是碘的特需人群，在日常生活中除了一般人群的正常饮食外，还需要特别注意补碘。

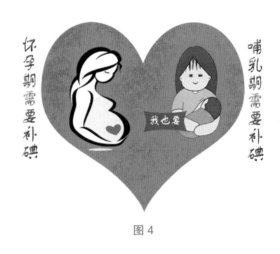

图 4

2. 哪些食物含碘量较高

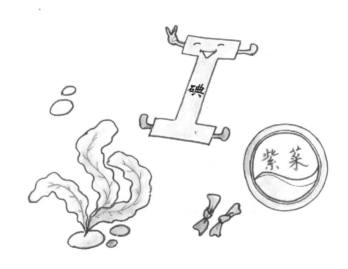

图 5

以加碘盐来计算，100克加碘盐里含2 000微克碘，按日常饮食推荐5克盐计算，里面含碘100微克。食物中含碘较多的为海带和紫菜，一般干的海带和紫菜含碘量为加碘盐的两倍到数十倍，新鲜海带、紫菜含碘量约为正常加碘盐的十分之一或二十分之一。其次为虾皮、虾、蟹、贝壳类、海鲜、禽蛋类和鱼类，每100克约含碘10～900微克不等，具体见表1。

表1　食物中含碘量水平

单位：微克/100克，可食部

类别	食物	含碘量	类别	食物	含碘量
藻类	海带（干）	36 240	海鱼	带鱼	40.8
	海草	15 982		鲳鱼	36.9
	紫菜（干）	4 323		多宝鱼	33.4
	螺旋藻	3 830		沙丁鱼	28.5
	海带（冷鲜）	2 950		小黄鱼	15.6
贝类	赤贝	162		大黄鱼	14.9
	鲍鱼（鲜）	102		墨鱼	13.9
	牡蛎	66		鱿鱼	12.3
	蛏子	65.4		海鳗	11.3
	扇贝	48.5		银鲳鱼	10.9
	河蚬	43.1		鲫鱼	10.1
	蛤蜊	39.3		罗非鱼	9.1
	花螺	37.9		海鲈鱼	7.9
虾类	虾米（干）	983	淡水鱼	鲫鱼	10.1
	海米（干）	394		草鱼	6.4
	虾皮	373		白鲢鱼	6.7
	濑尿虾	36.1		鲤鱼	4.7
	基围虾	16.1	蛋类	鹌鹑蛋	233
蟹类	花蟹（母）	45.4		鹅蛋	59.7
	梭子蟹	33.2		鸭蛋	34.2
	河蟹（公）	27.8		鸡蛋	22.5

资料来源：《中国居民补碘指南》（中华医学会地方病学分会、中国营养学会、中华医学会内分泌学分会编）。

3．我国居民膳食碘摄入量参考指标是多少

为保证人体碘的合理摄入，避免缺乏或过量，评价每日膳食碘摄入量包括以下三个指标：平均需要量、推荐摄入量、可耐受最高摄入量，具体见表2。

表2 中国居民膳食碘摄入量参考

单位：微克/天

人群	平均需要量（EAR）	推荐摄入量（RNI）	可耐受最高摄入量（UL）
0～0.5 岁		85（适宜）	
0.5～1 岁		115（适宜）	
1～4 岁	65	90	
4～7 岁	65	90	200
7～11 岁	65	90	300
11～14 岁	75	110	400
14～18 岁	85	120	500
18 岁以上成年人	85	120	600
孕妇	160	230	600
哺乳期妇女	170	240	600

资料来源：《中国居民膳食营养素参考摄入量（2013 版）》。

4．补碘，是否越多越好

科学家们最新的研究表明，碘和甲状腺疾病的关系呈 U 形的曲线关系（如图6所示），也就是说碘过量和缺乏都会影响甲状腺功能。只有处于碘适宜状态才是理想状态。碘摄入量低于平均需要量和超过可耐受最高摄入量都可能造成健康危害。

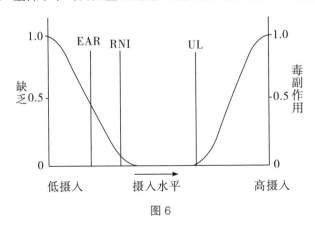

图6

平均需要量：是指某一特定性别、年龄及生理状况群体中个体对某营养素需要量的平均值，其能满足某一特定性别、年龄及生理状况群体中 50% 个体需要量的摄入水平。

推荐摄入量：是指可以满足某一特定性别、年龄及生理状况群体中绝大部分个体（97%～98%）需要量的某种营养素摄入水平。推荐摄入量的主要用途是作为个体每日摄入该营养素的目标值。

可耐受最高摄入量：是指平均每日摄入营养素的最高限量。

我们可以通过尿碘测定初步判断碘在人体内的含量，一般认为 100～200 毫克 / 升为碘适宜状态。

5．哪些情况不适合补碘

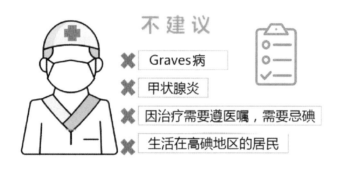

图 7

患有自身免疫性甲状腺疾病的患者，如 Graves 病、甲状腺炎患者，或因治疗需要遵医嘱忌碘的患者，不应食用或应少食用含碘高的食物或药物。另外，生活在高碘地区（如天津、河北、山东等部分地区）的居民，因他们每天从饮水和食物中已经获得了较高剂量的碘，因此这部分人宜食用未加碘食盐。

总之，过去由于食物碘缺乏需要全民补碘，大大减少了由于缺碘导致的"大脖子病"即甲状腺肿。如今全国人民生活水平提高了，获取碘的来源增多，甚至出现碘相对过量。物极必反，适量才是硬道理，在患甲状腺疾病的情况下，则需要根据具体疾病情况遵照医师指引摄入含碘食物或暂时停止摄入含碘食物。补碘，需要遵循生理需求和科学指引。

（作者：傅烨生，广州市第一人民医院南沙医院核医学科）

拨开"Tg"的迷雾

甲状腺癌手术后医生经常要患者检测甲状腺球蛋白（简称"Tg"），检测结果明明在化验单的正常范围内，但医生说高了。经常有患者问："医生你看我的甲状腺球蛋白有没问题？我看结果在正常范围，怎么有医生说高了，是不是好严重？"患者经常一头雾水。下面我们就来拨开 Tg 的迷雾。

Tg 是由甲状腺滤泡上皮细胞分泌的一种大分子糖蛋白。在甲状腺正常状态下储存于甲状腺滤泡胶质中，是甲状腺激素合成的前体蛋白和储存的载体。Tg 的分泌率为 100 微克 /（60 千克·天），其血浆半衰期为 29.6 ± 2.8 小时。

1．Tg 正常值

应用敏感测定方法可以在所有正常人血清中检测到 Tg，其没有昼夜节律和季节变化。浓度主要由三个因素决定：①甲状腺大小；②甲状腺损害，如活检、外伤、出血、放射线损伤及炎症等；③激素影响，如 TSH、人绒毛膜促性腺激素及 TSH 受体抗体（TRAb）。在正常生理状态下，甲状腺大小是决定 Tg 水平的主要因素。

2．Tg 变化的临床意义

Tg 存在于健康个体的血清内，当甲状腺患病时，它的值会发生变化，如 Hashimoto 病（慢性淋巴细胞性甲状腺炎）、Graves 病（毒性弥漫性甲状腺肿）、甲状腺癌等，都会令 Tg 水平升高。外源性甲状腺激素药物可使 Tg 降低。

Tg 可以作为甲状腺癌术后或碘−131 治疗后长期随访的一个重要生化指标。血清 Tg 水平一般在术后 3～4 周达到最低值。术后 Tg 呈稳定较高水平时，提示存在较多残余甲状腺组织或可疑病灶；若呈上升趋势，则提示存在复发或持续性癌灶。治疗前刺激性 Tg（ps-Tg）是指术后未服或停服甲状腺激素后测定的血清 Tg 水平，低水平的 ps-Tg 预示着较低的复发率及较好的预后。ps-Tg 用于预测远处转移的水平会受到术式、残余甲状腺及前期治疗等因素的影响。连续动态监测 ps-Tg 水平更有助于鉴别残留甲状腺及可疑远处转移。

3. Tg 与 TgAb 关系

我们在看 Tg 结果时，不得不提到 TgAb（抗甲状腺球蛋白抗体）。甲状腺球蛋白储存于甲状腺滤泡中，只有在疾病状态下才会释放到血液。同时，TgAb 会以迅雷不及掩耳之势与 Tg 结合，进而激活 NK 细胞，攻击靶细胞。同时二者结合，Tg 会被催化水解，因此在 TgAb 升高时仅仅利用 Tg 评估患者的疾病状态是不科学的。有专家认为，血清 TgAb 水平持续下降，可以说是个好消息，可提示该患者疾病缓解。如果血清 TgAb 水平持续上升，应怀疑疾病复发，需要继续和疾病作斗争。

（作者：刘少正，南昌大学第一附属医院）

甲癌术后不要怕，碘-131 治疗来保驾

我们每个人的颈部，都有一个美丽的器官，形似蝴蝶，犹如盾甲，故名"甲状腺"。甲状腺可以通过摄取微量元素——碘，产生甲状腺激素，与人体生命活动息息相关。

但是，近年来，随着环境的变化、饮食结构的改变、检查技术的进步等，甲状腺癌成为发病率增速最快的恶性肿瘤，尤其是在年轻女性群体中。

得了甲状腺癌，当然首选外科手术治疗。但做完手术，面对大家担心不已的复发和转移的问题，我们还有什么好的治疗方法吗？需要放疗，还是化疗呢？其实，患者需要的是碘-131 治疗。

绝大多数的甲状腺癌保留着原本甲状腺的功能——主动摄取碘元素。所以，我们选择碘的同位素——碘-131 作为治疗甲状腺癌的"核武器"。

碘-131 可以发出 β 射线（99%）和 γ 射线（1%）。β 射线具有超强的破坏力，可以起到放射性治疗的作用，在体内的射程非常短，只有 2～3 毫米，对目标之外的人体正常组织器官几乎没有影响，对周围人群更不会产生伤害。而 γ 射线杀伤力小但射程长，能够穿出人体，被我们显像检查用的 SPECT/CT 设备接收到，从而可以获得甲状腺癌是否有转移情况的全身影像，真正地做到诊疗一体化。

1. 甲状腺癌术后，哪些情况需要行碘-131 治疗

首先，患者需要行甲状腺全切或次全切手术；其次满足以下条件之一，即建议行碘-131 治疗：

（1）肿瘤组织为侵袭性病理亚型。

（2）肿瘤组织侵犯甲状腺被膜外。

（3）伴颈部淋巴结转移（微小淋巴结超过 5 个或者任何一个淋巴结直径在 3cm 以上）。

（4）伴远处转移。

（5）为便于长期随访及肿瘤复发监测，本人有意愿。

2．甲状腺癌术后，哪些情况不能行碘-131 治疗

（1）妊娠期和哺乳期的妇女。

（2）计划 6 个月内妊娠者。

（3）手术切口未完全愈合者。

3．甲状腺癌术后做碘-131 治疗，有哪些获益

第一，"清甲"治疗。清除甲状腺癌术后部分残余的甲状腺组织，这些残余的甲状腺组织就好像土壤，其中埋藏着肉眼不可见的"癌种子"。"清甲"就是消灭复发的土壤，降低甲状腺癌"野火烧不尽，春风吹又生"的复发机会。

第二，"清灶"治疗。针对手术无法切除的转移灶，碘-131 同样有着很好的治疗作用。图 1 所示这张全身影像，就是一位甲状腺癌伴有淋巴结、两肺和骨骼多发转移的患者，图像中亮亮的部分都是转移的病灶。在经过碘-131 的治疗后，病灶明显减少、缩小，病情好转了。

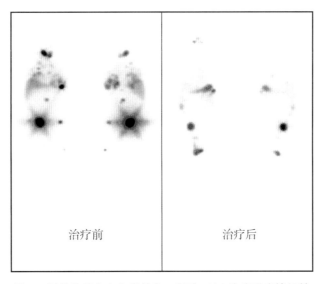

治疗前　　　　治疗后

图 1　甲状腺癌全身多发转移，行碘-131 治疗后病情好转

第三，正常甲状腺组织和患癌甲状腺组织都可以分泌甲状腺球蛋白（Tg），在甲状腺术后并行碘-131 "清甲"治疗后的情况下，甲状腺组织已经基本清除，血清 Tg 水平是非常低的。在日后的随访中，如果 Tg 突然出现了升高，则提示可

能存在复发转移的情况。所以，碘-131治疗后可以通过对Tg随访，动态地检测病情，尽早发现病情变化。

4. 碘-131治疗如何进行，有哪些不良反应

碘-131治疗过程非常简单，一杯药水，喝下即可。但因为口服碘-131后，患者自身成了"放射源"，所以需要在核医学科专门的隔离病房住院五天左右。

碘-131治疗的不良反应，是由于辐射影响产生的。常见的不良反应有以下2种情况。

（1）残余甲状腺组织受到碘-131破坏而引起的局部水肿，表现为颈部的肿胀、疼痛，几天后可自行缓解。

（2）胃肠道症状，表现为恶心、呕吐等，可于服药后数小时内发现，几天后也可自行缓解。少见的不良反应有口干、味觉变化、白细胞一过性减低和放射性唾液腺损伤等，对症处置即可缓解。

但是患者残留甲状腺的多少、复发和转移病灶的部位和大小、碘-131的治疗剂量、患者对射线的敏感性等不同，导致不良反应的表现有较强的个体差异。

生殖器官不会摄取碘-131，只会受到暂时滞留在血液、泌尿系统和结肠区的碘-131的照射，大量研究数据表明，接受碘-131治疗的患者生育能力不受影响，死胎、早产儿及后代先天畸形的发病率未见增加，不育症的发病率也与正常人群相同。治疗后3个月，患者体内放射性已经降到本底水平，故而在治疗后的6个月之后计划妊娠是安全的。

目前证据显示碘-131治疗后继发恶性肿瘤的可能性很小，不必进行相关的专项肿瘤筛查。

5. 碘-131治疗前有哪些注意事项

（1）治疗前2～4周停止服用优甲乐等甲状腺激素，使促甲状腺激素（TSH）水平升高，至少大于30mIU/L，以增强病灶对碘-131的摄取能力。

（2）治疗前两周低碘饮食，日摄碘量小于50微克。避免吃含碘量很高的食物，主要是海产品，如每100克的海带（干）含有36 240微克的碘；鸡蛋中也含有较丰富的碘，每100克的鸡蛋（约2个）含有22.5微克的碘。

（3）治疗前4～8周不要进行增强CT检查，因为增强CT用的造影剂含有大量的碘。

6．碘-131治疗后有哪些注意事项

（1）两周内不要与儿童和孕妇密切接触，不要与伴侣同床共寝。

（2）为了保障后代的健康，建议碘-131治疗后半年以上才考虑生育。

（3）按时服用优甲乐等甲状腺激素药物，保证人体所需的甲状腺激素，同时将TSH抑制在较低的水平，抑制肿瘤的复发转移。

（4）定期随诊甲状腺功能，调整优甲乐等甲状腺激素药物的用量。

研究表明，甲状腺癌术后，符合适应证的患者行碘-131治疗后，复发转移概率降低了3～5倍。所以，碘-131是集诊断、治疗、随访评价于一体的诊疗模式，是精准治疗甲状腺癌的神兵利器。

（作者：刘思为，复旦大学附属中山医院核医学科）

甲状腺疾病患者能否接种新冠疫苗?

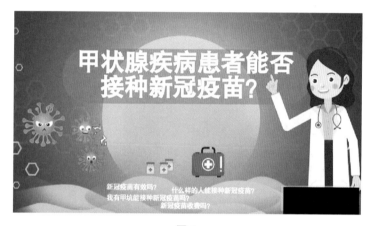

图 1

2020 年新型冠状病毒（COVID-19）席卷全球，接种疫苗成为预防病毒感染的一个重要措施。甲状腺疾病患者是否能够接种新冠疫苗成为医患共同关注的问题，也是患者问得最多的问题之一。

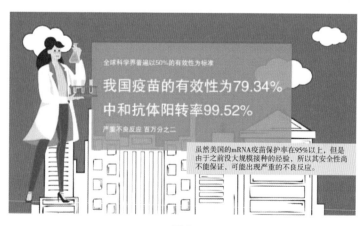

图 2

2020 年 12 月，我国研发的新冠疫苗获批上市，据报道我国新冠疫苗累计接种已经超过千万剂次，保护率为 79.34%，中和抗体阳转率 99.52%，安全性良好，总的不良反应发生率与常规接种的几种灭活疫苗很接近，主要表现是局部疼痛、硬结，轻度发热比例低于 0.1%，过敏反应等比较严重的不良反应发生率大约为百万分之二。这充分说明我国上市的灭活病毒疫苗接种的有效性和安全性。

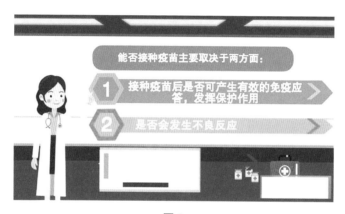

图 3

那甲状腺疾病（甲亢、甲癌）患者能否接种新冠疫苗？其实，能否接种疫苗主要取决于两方面：

（1）接种疫苗后是否可产生有效的免疫应答，发挥保护作用；

（2）患者是否会发生不良反应。

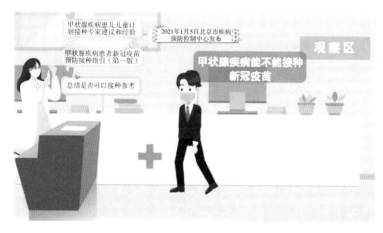

图 4

结合甲状腺疾病的分类和特点、其他同类疫苗的预防接种技术指南、专家共识及相关研究结果，以及目前国内外对新冠疫苗接种的专家建议，笔者汇总甲状腺疾病患者是否能够接种新冠疫苗的几种情况，以供参考。

重点：各种甲状腺疾病恢复期或稳定期，甲状腺激素水平在正常范围，没有其他疾病禁忌者，一般可以考虑接种新冠疫苗。

中国生物新冠灭活疫苗不良反应中未见有甲状腺相关反应的描述，也未将"服用优甲乐"纳入接种禁忌，目前市面上现有的多种疫苗（流感疫苗、乙肝疫苗、肺炎疫苗）均未见接种后甲状腺相关不良反应的报道。

但如果出现如下几类情况，需要暂缓接种新冠疫苗。

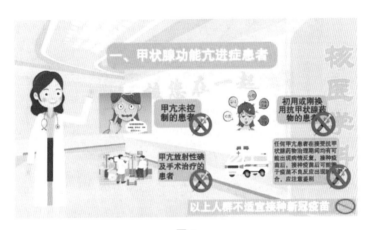

图 5

第一类，甲状腺功能亢进症患者。

（1）甲亢未控制的患者：第一，营养状态差，免疫功能异常影响疫苗的免疫反应且增加副作用风险；第二，发热、心悸、腹泻、头晕等甲亢症状易与疫苗注射后的不良反应重叠，不利于鉴别。因此甲亢控制不佳的患者，不建议接种疫苗，应待甲功控制平稳后再接种。

（2）初用或刚换用抗甲状腺药物的患者：抗甲状腺药物甲巯咪唑（赛治、他巴唑）、丙硫氧嘧啶不作为疫苗接种的禁忌。但是，个别患者在抗甲状腺药物初治期容易发生药物不良反应，如过敏、荨麻疹，或粒细胞缺乏引起发热、咽痛等症状，易与疫苗的副作用混淆。因此上述患者应暂缓接种疫苗。抗甲状腺药物的副作用最常发生在用药的前 3 个月，如果没有药物的副作用发生，甲亢控制后再接种新冠疫苗。

（3）甲亢放射性碘及手术治疗的患者：因为两种方法治疗甲亢后，甲功波动较大，应暂缓接种疫苗。在治疗后一个月，综合评估患者身体恢复情况以及甲状腺功能，再决定能否进行接种。

（4）任何甲亢患者在接受抗甲状腺药物治疗期间均有可能出现病情反复，接种疫苗后，因病情反复表现出的甲亢症状可能与疫苗不良反应出现时间重叠，应注意鉴别。

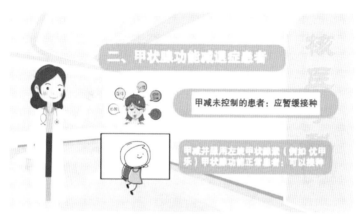

图 6

第二类，甲状腺功能减退症患者。

甲减未控制的患者应暂缓接种。但甲减并服用左甲状腺素（例如优甲乐）且甲状腺功能正常患者可以接种。

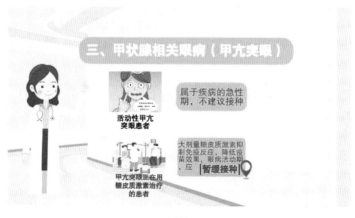

图 7

第三类，甲状腺相关眼病（甲亢突眼）。

（1）活动性甲亢突眼患者：属于疾病的急性期，不建议接种。

（2）甲亢突眼正在用糖皮质激素治疗的患者：因大剂量糖皮质激素抑制免疫反应，降低疫苗效果，且治疗中的患者通常在眼病活动期，应暂缓接种。糖皮质激素治疗结束后再评估是否接种。

（3）甲亢突眼应用利妥昔单抗治疗的患者：应用生物制剂利妥昔单抗（RTX）治疗显著抑制体液免疫反应，RTX治疗后6个月内应暂缓接种疫苗，拟再次用药前4周内不宜接种疫苗。

（4）稳定期甲亢突眼患者：参考甲亢患者接种疫苗注意事项。

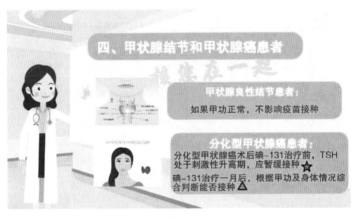

图8

第四类，甲状腺结节和甲状腺癌患者。

（1）甲状腺良性结节患者：如果是甲状腺功能异常者，需要查清原因，查清原因之前建议暂缓接种新冠疫苗。如果甲状腺功能正常，没有不适者，也可考虑先接种新冠疫苗。

（2）分化型甲状腺癌患者：手术后1个月内暂缓接种新冠疫苗，复发风险中高危者，短期内计划碘-131治疗者，也建议暂缓接种新冠疫苗。一般在病情稳定及甲状腺功能基本正常后考虑接种新冠疫苗。

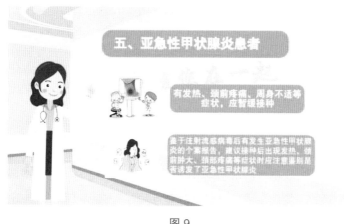

图 9

第五类，亚急性甲状腺炎患者。

（1）亚急性甲状腺炎：有发热、颈前疼痛、周身不适等症状，属于疾病的急性期，应暂缓接种新冠疫苗。治疗后病情稳定并甲状腺功能正常者，可以考虑接种新冠疫苗。

（2）慢性甲状腺炎：慢性甲状腺炎活动期，即有临床症状及甲状腺功能异常时，建议暂缓接种新冠疫苗。待治疗后病情稳定，甲状腺功能正常后再考虑接种新冠疫苗。较长时间未复查者，建议接种前复查甲状腺功能，甲状腺功能异常者建议暂缓接种新冠疫苗。

（3）鉴于注射流感病毒疫苗后有发生亚急性甲状腺炎的个案报告，建议新冠疫苗接种后如出现发热、颈前肿大、颈部疼痛等症状时应注意鉴别是否诱发了亚急性甲状腺炎。

（作者：宋建芳、王叙馥、卢承慧、鲁娅琪、李凤岐，青岛大学附属医院核医学科）

甲状腺癌患者需要预防骨质疏松？

甲状腺癌患者术后都需要长期服用左甲状腺素替代及抑制治疗，但长期服用相对过量的左甲状腺素（优甲乐）后，骨质疏松发生率会增高，所以甲状腺癌患者需要提前做好骨质疏松的预防措施。

1．为何甲状腺癌术后优甲乐替代治疗一段时间容易出现骨质疏松

在临床上以外源性左甲状腺素对促甲状腺激素（TSH）进行抑制，被广泛用于甲状腺乳头状或滤泡状癌等甲状腺肿瘤治疗。TSH 抑制治疗一般指 TSH 水平被抑制到 0.1mU/L 以下，使得骨细胞对甲状腺激素的敏感性增加。研究表明甲状腺素替代治疗时骨转换与 TSH 水平有关，甲状腺激素治疗时易发生骨质疏松。甲状腺激素对成骨细胞的影响主要是通过直接与成骨细胞核受体和膜受体结合而发挥细胞效应；而对破骨细胞的影响需要在细胞因子 IL-6 的参与下才能完成。血清骨钙素（BGP）由成骨细胞合成并分泌，当长期用甲状腺激素替代治疗时，随着成骨细胞的活性增加，BGP 水平也逐渐升高。过量甲状腺激素可加速皮质骨和骨小梁的再建，骨吸收超过骨形成，造成骨丢失。所以甲状腺激素治疗诱发的骨质疏松为高转换型。

甲状腺癌患者由于长期服用优甲乐使 TSH 在较低水平，处于亚临床甲状腺功能亢进状态。TSH 长期低水平会出现高代谢症状，最容易伤害的器官是骨骼，因此临床上其症状可见骨质疏松。有研究表明，长期维持亚临床甲状腺功能亢进状态，会增加患者的心血管相关事件和死亡率的发生，加速骨代谢和骨量的丢失，使患者骨质疏松，进而增加骨折的风险。

针对优甲乐治疗后出现不良反应而不能耐受优甲乐治疗的患者，可将 TSH 抑制治疗的靶目标适当放宽，如术后 1 年患者为 0.5～1.0mIU/L，术后 3 年后患者为 1.0～2.0mIU/L。分化型甲状腺癌患者术后应用左甲状腺素使 TSH 抑制时间变长，使 TSH 受体的表达降低，导致骨高转换状态和低骨密度，当 TSH 小于

0.1mU/L，髋骨和椎骨骨折风险分别增加 3 倍和 4 倍。所以甲状腺癌患者髋关节骨密度降低更明显，而腰椎骨密度可能反而有所增加。骨密度的变化结果及回归分析显示 TSH 抑制治疗对腰椎无负影响，但与髋关节骨密度降低相关，其中以绝经后女性变化最显著。这可能由于股骨及髋关节处以皮质骨为主，较以松质骨为主的腰椎更容易受甲状腺激素的影响。

此外，甲状腺癌患者术后若出现骨转移，并发骨质疏松可产生局部骨剧烈骨痛，导致活动障碍，甚至出现脊髓压迫、高钙血症和病理性骨折等临床表现，严重影响患者生存质量，并可直接威胁生命。

2. 甲状腺癌术后合并骨质疏松如何治疗

TSH 是甲状腺癌的独立危险因素，当体内 TSH 水平较高时，可刺激甲状腺癌的生长和转移。针对优甲乐治疗后出现不良反应而不能耐受优甲乐治疗的患者，可将 TSH 抑制治疗的靶目标适当放宽，如术后 1 年患者为 $0.5\sim1.0$mIU/L，术后 3 年患者为 $1.0\sim2.0$mIU/L。针对服用优甲乐抑制 TSH、出现骨质疏松的风险，临床一般采用补充钙、维生素 D 以及其他增强骨质的支持治疗。比如联合唑来膦酸、地舒单抗等药物治疗。唑来膦酸是新一代的高效含氮双膦酸盐，能选择性地抑制破骨细胞活性和骨质破坏，诱导各种肿瘤细胞凋亡，减少骨质破坏、吸收以及骨质疏松和病理性骨折的发生率。甲状腺癌患者术后需要预防骨质疏松，定期检查骨密度，一旦发现骨密度有降低趋势，应及时找专业医师咨询治疗。

（作者：戴远舰，海南医学院第一附属医院）

二 ▶ 肿瘤及瘢痕核素治疗 ▷▷

核技术"核"你一起摆脱癌性骨痛的困扰

癌症的检出率、患病率及死亡率呈逐年上升的趋势，远处转移是影响患者生存的主要原因之一，骨是远处转移的主要靶标之一（前列腺癌、乳腺癌、肺癌是引发骨转移的前三名），持续性骨痛是困扰患者生活质量的主要问题。

骨转移瘤引起的癌性骨痛，疼痛持续，给患者的感受就是"痛彻心扉，深入骨髓"。笔者在跟随主任出门诊时，见过一位 50 多岁的女性乳腺癌多发骨转移患者，在接诊的整个过程中，她坐立不安、满头大汗、痛得直叫，普通的止痛药和止痛针对她已起不到太大作用，在别人介绍下来核医学科寻求止疼"神药"——放射性核素治疗。很多患者或者非核医学科医生都把核医学的核素治疗骨转移瘤作为"最后一根救命稻草"，而不是在骨转移早期就向核医学科寻求帮助。其实核医学科在骨转移瘤的诊断和治疗全过程中均发挥着重要作用。

1. SPECT 骨显像——骨转移瘤的"照妖镜"

有患者会问，为什么自己都进行 CT 检查了，还要做 SPECT 骨显像检查呢？

SPECT 或 SPECT/CT 通过静脉注射骨特异性显像剂 ^{99m}Tc-MDP 进行显像，这个显像剂与骨内成骨活动有关，可以根据骨骼病灶摄取显像剂的多少对骨病变进行判定，可比普通 X 线、CT 早 6 个月发现骨转移瘤的存在，且扫描范围广、灵敏度高，一次显像能直观地显示全身骨骼组织的血流状态及成骨细胞的活跃程度，因此更有利于对骨转移瘤进行早期诊断和治疗干预。SPECT 还可以用于骨转移瘤治疗的随访评价，通过异常放射性摄取的部位及程度的变化情况，判断患者的治疗疗效。

2. 核素内放射治疗骨转移瘤的独特魅力

目前治疗骨转移瘤的放射性核素有：氯化锶-89（^{89}SrCl$_2$）、^{153}Sm-乙二胺四甲基磷酸（^{153}Sm-EDTMP）和镭-223（^{223}Ra）等，而国内运用最多和最成熟的是 ^{89}SrCl$_2$。

放射性核素具有与钙相同或相似的理化性质，其活性部分模拟钙离子，具有较高的亲骨性，从而可以选择性地结合到骨转移瘤代谢活跃的部位，产生辐射作用的生物学效应以及产生不可修复的双链 DNA 断裂和细胞毒性活性，从而达到不同程度的抑制、缩小、杀灭肿瘤细胞并缓解骨痛的作用。病变骨组织与正常骨组织摄取比为 $2:1 \sim 25:1$。

放射性核素治疗骨转移瘤引起的癌性骨痛的疼痛反应百分比大于 50%，疼痛开始缓解时间一般在用药第二周后甚至更长的时间内发生，特别对于半衰期长的核素，一些患者在用药初期会出现疼痛加剧的现象，这可能是放射性核素治疗时产生细胞水肿、炎性细胞浸润所致，一些研究认为此类患者预后更好。因此，患者应继续服用处方镇痛剂，直到骨痛减轻，也可以结合双膦酸盐类药物（云克）治疗骨转移瘤，以加速骨痛的缓解。另外，核素治疗转移瘤癌痛效果的持续时间一般为 $2 \sim 6$ 个月，因此可能需要再次治疗。

放射性药物使用的适应证和禁忌证也是需要特别注意的。以 $^{89}SrCl_2$ 为例，适应证为：诊断明确的多发性骨转移瘤，^{99m}Tc–MDP 骨显像证实骨转移病灶有浓聚；治疗前 1 周内 Hb > 90g/L，WBC $\geq 3.5 \times 10^9$/L，PLT $\geq 80 \times 10^9$/L。禁忌证：妊娠和哺乳期患者为绝对禁忌证；由于放射性药物可能产生骨髓毒性，血细胞计数低至一定范围是使用 $^{89}SrCl_2$ 的相对禁忌证，但目前还未明确定义相关指标标准的低限：①在没有合并弥散性血管内凝血（DIC）的情况下，血细胞技术的下限可放宽至 WBC > 2.4×10^9/L，PLT > 60×10^9/L。②血肌酐 > 180μmol/L 和（或）GFR < 30ml/min 的患者应避免接受 $^{89}SrCl_2$ 治疗；脊髓压迫和病理性骨折急性期患者避免单独接受 $^{89}SrCl_2$ 治疗；不宜用于预期生存短于 8 周的患者。

另外，在行 $^{89}SrCl_2$ 治疗时，还需要注意以下几点：① $^{89}SrCl_2$ 治疗前后行局部放疗是安全的，但治疗前后 3 个月应避免行大野放疗。②治疗前 $4 \sim 8$ 周、治疗后 $6 \sim 12$ 周应停用具有长效骨髓抑制作用的化疗药物。③ DIC 是 $^{89}SrCl_2$ 治疗后引起严重血小板减少症的危险因素，在 $^{89}SrCl_2$ 治疗前应行凝血功能检查排除亚临床 DIC。④应排除非骨肿瘤导致骨痛的患者，如脊髓压迫、肿瘤组织浸润产生的骨痛等。⑤肿瘤侵犯骨骼 50% 以上的骨质破坏或伴有病理性骨折，应避免单独使用 $^{89}SrCl_2$ 治疗。⑥常用剂量为 1.48MBq/kg $\sim$ 2.22MBq/kg，成人一般 148MBq/ 次。临床表明，低于剂量 1.11MBq/kg 缓解疼痛效果不好。过大剂量不但加重经济负担和不良反应，而且疗效并不随剂量的增加而提高。

3．骨转移瘤治疗经典案例

以下是一个经 $^{89}SrCl_2$ 联合双膦酸盐治疗前列腺癌全身多发骨转移瘤患者的成功案例，我们首先对其行治疗前 SPECT 全身骨扫描检查，发现其全身多处骨骼存在异常放射性浓聚区（图1中散在分布的黑点区域），诊断其为全身多发骨转移，然后对患者进行 $^{89}SrCl_2$ 联合双膦酸盐治疗，并在后期对其进行长期的 SPECT 和 PET/CT 随访（见图2至图9）。约13年的长期随访结果显示，SPECT 图显示异常放射性浓聚区明显减少并趋于稳定，中途行 PET/CT 检查发现 SPECT 异常放射性浓聚的椎体并无 $^{18}F-FDG$ 异常浓聚（见图7），患者疼痛明显缓解，并获得了持久的疼痛反应持续时间，生活质量明显改善，获得了良好的生存体验。

由此可见，随着放射性核素药物的研究和临床使用的不断成熟，核素内放疗将会更好地"核"你一起，助患者摆脱癌性骨痛的困扰。

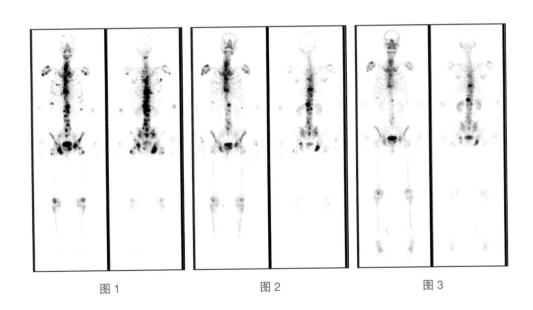

图1　　　　　　　　　　图2　　　　　　　　　　图3

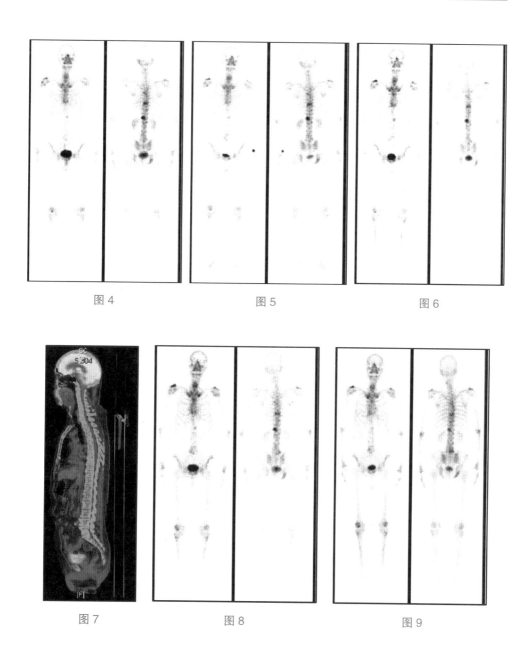

图 4 图 5 图 6

图 7 图 8 图 9

（作者：张实来，广西医科大学附属肿瘤医院核医学科）

肿瘤骨转移核素治疗：α 与 β，孰强孰弱?

恶性肿瘤骨转移严重影响着患者的生活质量和预期寿命。骨转移瘤引起的骨质破坏会导致患者出现不同程度的骨痛、病理性骨折、脊髓压迫、贫血、高钙血症等症状，加重中晚期肿瘤患者的痛苦。下面咱们就聊聊"核尔摩斯"以及核素骨靶向药物在恶性肿瘤骨转移临床诊断与核素治疗中的应用。

核医学科有一位能够发现恶性肿瘤骨转移的发生部位、受累范围并指导治疗、实时评估的侦探——"核尔摩斯"，也就是通常所说的核素骨扫描（或骨显像），英文名称是 Bone Scintigraphy。

《扁鹊见蔡桓公》故事中的所谓"疾在骨髓，司命之所属，无奈何也"，让人记忆深刻。当肿瘤患者看到全身骨显像检查报告提示"转移"时，不免再次陷入恐慌。然而随着医疗手段的发展，通过局部的放射治疗、骨水泥治疗或者核素骨靶向治疗等多种手段，减轻肿瘤患者的痛苦，降低病理性骨折的发生风险，甚至有可能延长肿瘤患者的寿命。

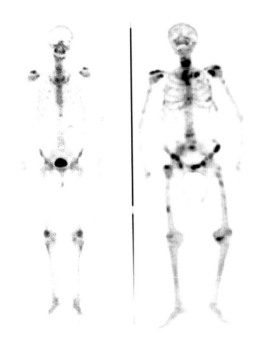

图 1 "核尔摩斯"——核素骨扫描用于肿瘤患者骨转移显像。左图为没有骨转移的患者图像（左右基本对称），右图为前列腺癌骨转移患者的图像（可见异常黑色信号，左右不对称分布）

目前临床上能够用于治疗骨转移瘤的放射性药物根据核素发射射线的不同可以分为两类：以锶-89为代表的 β 类治疗用核素和以镭-223为代表的 α 类治疗用核素。有不少患者在选择治疗方案前可能会有这样的疑问：α 粒子治疗与 β 粒子治疗骨转移（瘤）到底有什么区别？核素骨靶向治疗药物是不是"贵"的就一定是"好"的？

以镭-223为代表的 α 类治疗用核素具有射线能力高、射程短、穿透能力弱等特点，这一特点为恶性肿瘤骨转移核素骨靶向治疗带来的好处是：高能的 α 粒子能够直接造成肿瘤细胞 DNA 双链断裂，诱导细胞凋亡，从而杀死细胞；α 粒子的射线仅依靠人的皮肤或一张纸即可阻隔，因此注射治疗药物后，患者身边的照护人员无须特殊防护，患者注射完毕后便可离开。此外，镭-223是目前临床上被证实唯一能够有效延长去势抵抗性前列腺癌（mCRPC）骨转移患者总体生存期的骨靶向治疗药物。目前 α 粒子治疗的临床适应证为伴症状性骨转移且无已知内脏转移的去势抵抗性前列腺癌患者。

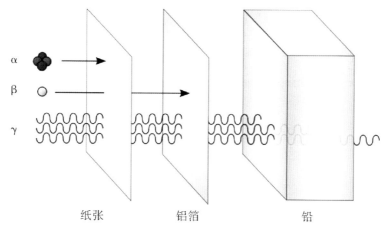

图2　不同射线的穿透能力大不相同：α 粒子穿透能力弱，一张纸片就能阻挡；β 射线穿透能力较 α 粒子强，有机玻璃或铝箔才能阻挡；γ 射线穿透能力最强，需要铅屏蔽才能阻挡

而以锶-89为代表的 β 类治疗用核素则因其更加低廉的价格、更加广泛的临床适用范围（实体肿瘤的成骨性骨转移灶）在核医学科的临床诊疗上得到更多的应用。β 粒子的主要特点有：具有能够引起 DNA 碱基损伤或单链断裂的中等射线能量，可有效杀伤肿瘤细胞；对组织的穿透能力较 α 粒子更强，能够穿透皮肤等单薄组织，需要有机玻璃或者铝箔等才可有效阻隔。因此，患者在治疗后短期内需要避免与孕妇及婴幼儿等人群密切接触。

通常我们在核素骨靶向治疗后会再次使用"核尔摩斯"也就是核素扫描的方法评估治疗效果。在治疗效果稳定且满足相关血液学检查指标的情况下，建议注射5～6剂氯化镭–223就可以取得比较好的治疗效果，而氯化锶–89也可以进行多次注射治疗。核素骨靶向治疗联合新型内分泌治疗或其他靶向治疗药物协同作用是目前临床研究的热点。近年来在新型核素药物方面，国内的药企联合科研院校的研究取得了飞速发展，据悉已有国产的 β 类核素骨靶向药物顺利完成了 Ⅱ 期临床试验并取得了非常好的治疗效果，值得期待。

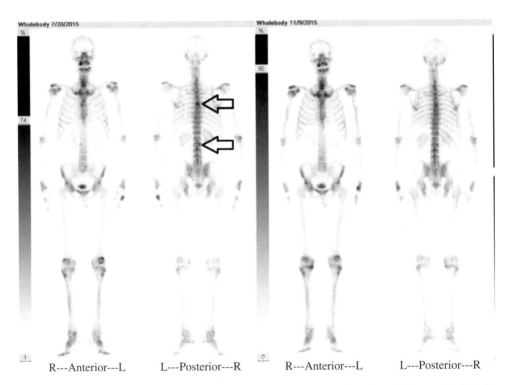

图3 接受核素骨靶向治疗的前列腺癌骨转移患者的"核尔摩斯"显像结果。左图提示胸椎和腰椎存在骨转移病灶，右图治疗后复查结果提示胸椎和腰椎骨转移病灶基本消失

以上便是我们关于"核尔摩斯"和核素骨靶向治疗的介绍，希望能够为对于骨转移瘤核素内照射治疗的选择存在一定困惑的临床医生或者患者带来一定帮助，也给"谈核色变"的普通大众带来核医学的一些科普小知识。期待未来能够有更多的机会与您分享更多有趣的核医学故事。

[作者：张欣韵，海军军医大学第一附属医院（上海长海医院）核医学科]

阿花（α）是治癌能手

新冠疫情的阴霾渐渐散去，当初德尔塔（delta，Δ，δ）和奥密克戎（Omicron，O，o）这两个名字着实让我们恐慌过一阵。那么，能治疗癌症的阿尔法（α，以下称之为"阿花"）又是啥，跟它们是一回事吗？不了解她或者对她有点恐惧，您可能就错过了一个治疗癌症的好工具、好方法。

在常年跟阿花（α）、贝塔（β）、伽马（γ）打交道的核医学科医生看来，这些名字可一点都不神秘。

核医学主要是用阿花、贝塔来治疗疾病，用伽马来诊断疾病，核医学就是这样一个既可以诊断疾病又可以治疗疾病的学科。目前最成功的例证是应用放射性核素碘-131来诊断和治疗甲状腺疾病，因为它发射贝塔和伽马，充分体现了核医学诊疗一体化的优势。

为什么要隆重给大家介绍阿花？因为她对大部分中国医生和患者来说，以前一直比较"低调"。但在2020年8月，阿花中的一位成员——氯化镭（$^{223}RaCl_2$）注射液在我国获批上市，也是目前唯一可以在我国临床应用的 α 粒子放射性药物。阿花早于2013年就在美国被FDA批准应用。但晚有晚的好处，经过7年的大量国外应用，证实阿花这种方法和$^{223}RaCl_2$这种药物治疗前列腺癌骨转移是有效的。目前它主要用于伴症状性骨转移且无已知内脏转移的去势抵抗性前列腺癌，有效性体现在三个方面：延长患者总生存期、延长首次症状性骨骼事件的发生时间和提高患者生活质量。

我们看看和传统的外放疗和贝塔核素治疗相比，阿花好在哪？

首先，与外放疗相比，阿花体现了核医学治疗一如既往的优势——靶向性。由于镭与钙同族，镭可以模拟钙从而特异性结合病理骨部位，通过发射高能 α 粒子，破坏肿瘤细胞双链DNA；射线从体外穿透人体正常组织会造成一定的损伤，且前列腺癌容易多骨广泛转移，外放疗通常不适用。

再者，与发出贝塔射线的核素比，阿花射线的能量更高，所以杀伤力更大，射程短，对周围正常组织细胞影响小。故阿花的副作用小，不良反应少。这就像在高楼林立的城市中拆除建筑，阿花可以做得更好，周围写字楼里的人可以正常工作，不受影响。高质量研究结果也证实阿花为肿瘤病友带来了生存体验，具有良好的治疗性能和效果。

　　未来，阿花可以通过许多靶向分子探针的携带，到特定肿瘤中去清除肿瘤，阿花是癌症患者的福音。

　　阿花就是这样一位美丽可爱、治病救人的姑娘，希望大家了解她！

（作者：邱李恒，北京大学人民医院核医学科）

揭开 ^{125}I 粒子的面纱

小王最近体检发现肺结节，经会诊后确诊为肺癌，在面临治疗方案的选择时，小王感到迷茫。经过多次转诊，小王来到了核医学科，医生发现肿瘤直径 < 5cm，综合考虑小王的全身情况，建议小王行放射性碘–125（^{125}I）粒子植入术。

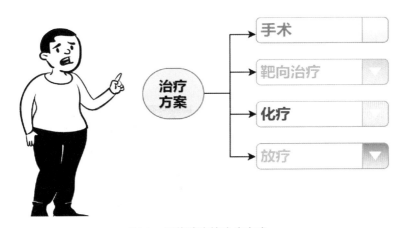

图 1　目前肿瘤的治疗方式

这下小王更加迷惑了，什么是 ^{125}I 粒子植入术？
于是医生详细地给小王答疑解惑。

1. 什么是 ^{125}I 粒子

一颗放射性 ^{125}I 粒子的大小仅有 4.5mm × 0.8mm，呈圆柱状（如图 2 所示），表面为钛合金外壳，在组织间易于滑动，里面塞着吸附碘–125 粒子的银柱，能够释放 γ 射线。

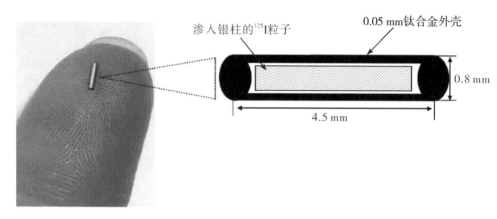

渗入银柱的¹²⁵I粒子 0.05 mm钛合金外壳

0.8 mm

4.5 mm

图2 ^{125}I 粒子的结构示意图

2．为什么^{125}I 粒子可以治疗肿瘤

临床医生在超声、CT 等影像设备的引导下，将^{125}I 粒子植入肿瘤所在部位（见图 3），^{125}I 粒子继而释放 γ 射线，对肿瘤进行高剂量照射从而达到治疗目的，提高了放疗疗效。另外，由于^{125}I 粒子的大部分射线能量被瘤体及组织所吸收，有效射程为 1.7cm，因此减少了对周围正常组织的损伤。

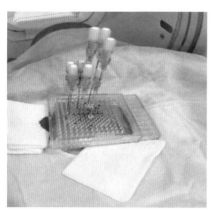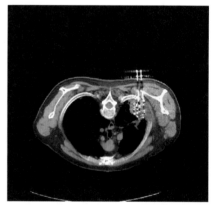

图3 ^{125}I 粒子植入术过程

3．哪些情况可选择^{125}I 粒子植入治疗

适应证：

（1）实体肿瘤根治性治疗，如肺癌、前列腺癌等；并且肿瘤直径小于 7cm。

（2）实体肿瘤术后残余组织的预防性治疗。

（3）无法手术的原发肿瘤的姑息性治疗。

（4）无出血倾向或高凝状态。

（5）有合适的穿刺路径。

（6）身体状况一般良好（KPS 评分＞70）。

（7）预期生存寿命≥3 个月。

禁忌证：

（1）严重出血倾向，血小板计数＜50×10^9/L，严重凝血功能障碍（凝血酶原时间＞18s，凝血酶原活性＜40%）。治疗前一周应停止使用抗凝血治疗和 / 或抗血小板药物。

（2）肿瘤溃疡。

（3）严重糖尿病。

（4）无适用的穿刺路径。

（5）处方剂量的目标量未达到预先计划。

（6）恶病质、全身衰竭。

（7）远处转移与预期寿命≤3 个月。

（8）严重并发症、感染、免疫功能障碍或肾功能不全。

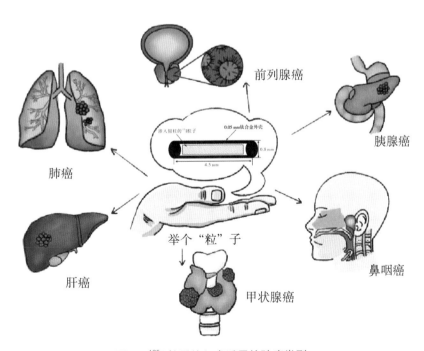

图 4　^{125}I 粒子植入术适用的肿瘤类型

4．放射性 ^{125}I 粒子植入术后应该注意的那些事

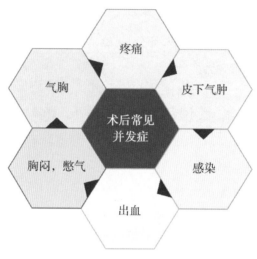

图 5　^{125}I 粒子植入术常见的并发症

（1）^{125}I 粒子植入术后短期内可能会出现局部疼痛、皮下气肿、出血等不良反应，所以术后需要在医院住院观察，有不适及时告知值班医生处理即可。

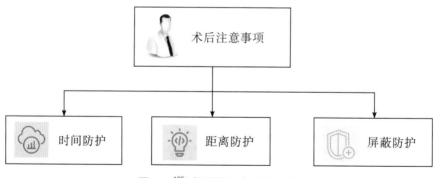

图 6　^{125}I 粒子植入术术后防护

（2）^{125}I 粒子具有少量辐射，患者术后需要与儿童、哺乳妇女、孕妇等相对隔离，主要是采用距离防护，即短期内与他们保持 1～2 米距离，因为距离患者 50cm 测得的辐射剂量已接近室内天然本底剂量，基本不会对成年人造成明显损害。若需要与儿童或孕妇接触，穿戴隔离铅衣即可。术后 6 个月后 ^{125}I 基本衰变完，6 个月后辐射更低，无须防护隔离。

（作者：马柠、王倩楠，山西医科大学第一医院核医学科）

^{125}I 粒子植入术真是好

何大爷，去体检，
前列腺，有问题。
检验检查全面做，
确诊肿瘤心着急。
综合评估细考量，
手术化疗不适宜。

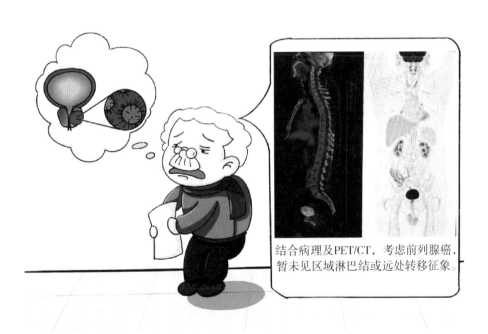

结合病理及PET/CT，考虑前列腺癌，
暂未见区域淋巴结或远处转移征象。

图1　何大爷体检发现前列腺癌

大爷一下慌了神，

四处打听忙寻人。

听闻核医学有妙招，

特地前来做咨询。

粒子植入内放疗？

头回听说弄不明。

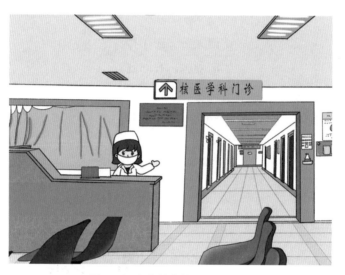

图 2　何大爷前来核医学科咨询

1. 什么是 ^{125}I 粒子植入术

小粒子，大本事，

您可千万别小瞧！

影像引导入瘤内，

精准定位创伤小。

直击要害作用强，

江湖人称"粒子刀"。

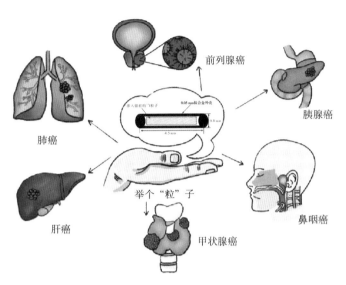

图 3　放射性粒子植入术用途广泛

粒子刀？如何好，
听我给您说分毫。
原发复发或转移，
肿瘤细胞无处逃。
安全持久低活度，
综合诊治效显著。

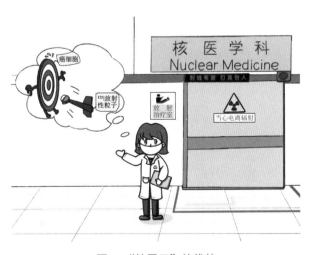

图 4　"粒子刀"的优势

2．术前有什么需要准备的吗

术前情况先评估，
化验检查做辅助。
治疗计划综合定，
适应禁忌分清楚。
粒子质控须合格，
知情同意须签署。

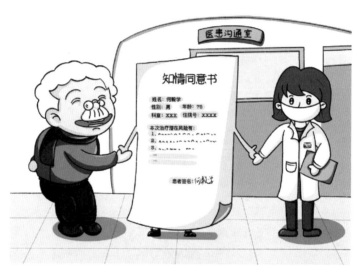

图 5　签署知情同意书

3．术中是怎样操作的

严格按照计划走，
确定剂量粒子数。
准确摆位再植入，
相邻器官需保护。
手术区域应清点，
确保个数无错误。

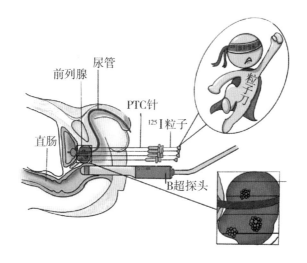

图 6　放射性粒子植入术示意图

4．术后有什么需要注意的吗

术后留意并发症，
谨遵医嘱勤随访。
疼痛出血或可见，
及时就医莫慌张。
植入粒子低辐射，
安全防护需得当。

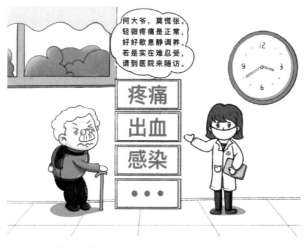

图 7　放射性粒子植入术可能的并发症

浴室厕所或便器，

专人专用要牢记。

体外偶见有粒子，

镊子夹至铅容器。

公共场所要远离，

孕妇儿童需躲避。

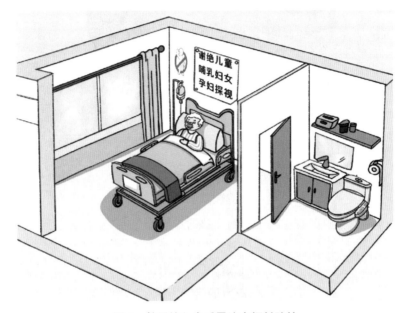

图 8　粒子植入术后需注意辐射防护

听至此，方解疑，

面露笑容心内喜。

核医学，了不起，

粒子治疗显效力。

抗癌利器守健康，

诊疗兼备有裨益。

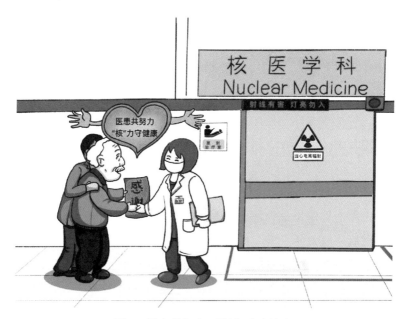

图 9　医患共努力，"核"力守健康

（作者：王倩楠、马柠、李祥，山西医科大学第一医院核医学科；指导老师：武志芳）

皮肤血管瘤的神奇贴——^{90}Sr-^{90}Y敷贴器

婴儿浅表性血管瘤是最为常见的婴儿良性肿瘤之一，大多数发生于皮肤或皮下组织。其发病率在逐年上升。绝大多数的浅表性血管瘤会随着孩子的成长而完全消失，而小部分浅表性血管瘤则可能影响孩子的外貌、器官的功能等。

浅表性血管瘤治疗方法多种多样，其中核素敷贴治疗以"操作简单、治疗无创无痛、无不良反应、治愈率高、复发率低"等优点受到家长们的广泛认可。

^{90}Sr-^{90}Y敷贴是治疗浅表性血管瘤的常用方法，属于近距离放射治疗的范畴，它将一定规格、活度的放射源置于特定的敷贴器中，对血管瘤表面进行照射，通过释放电离能力强的 β 射线达到治疗的目的。β 射线射程短、穿透力弱，对治疗区域周围及全身的影响都很小，非常适合治疗浅表性血管瘤。

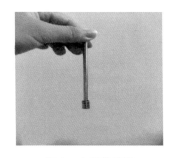 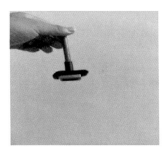 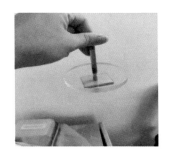

图1 小型敷贴器　　　图2 中型敷贴器　　　图3 大型敷贴器

1. 敷贴治疗的原理

^{90}Sr-^{90}Y敷贴原理如下：核素 ^{90}Sr 经 β 衰变成 ^{90}Y，再经 β 衰变成稳定核素 ^{90}Zr，过程中持续释放 β 射线，直接作用于其贴合的病变部位，抑制病灶毛细血管的增生，并使其血管内皮细胞发生肿胀、水肿、炎性改变等一系列的病理变化，最后被纤维细胞替代，从而使血管闭合，达到治疗效果。

2．核素敷贴治疗适应证

（1）面积不大的粟粒状、点状或面积不大且略高于皮肤表面 1～2cm 的皮内型血管瘤患者。

（2）应用其他方法疗效较差或有治疗禁忌的患者。

3．^{90}Sr-^{90}Y 核素敷贴治疗的优势

（1）起效快：绝大多数婴儿浅表性血管瘤经过 1～3 个疗程的敷贴治疗即可治愈。

（2）反应小：治疗过程中无创、无痛，基本没有不良反应。

（3）复发率低：传统的 β 受体阻滞剂治疗婴幼儿浅表性血管瘤复发率较高，大量研究表明加入核素敷贴治疗可显著降低复发率。

（4）操作简单：治疗可在门诊进行，只需将适当的敷贴器贴于瘤体表面，按计算的时间分多次治疗即可。

4．注意事项

（1）对于接受照射的局部皮肤要减少摩擦并保持卫生。

（2）治疗期间患处禁止使用热水烫洗，禁止抓挠，避免造成损失和感染。

（3）若患处出现感染或破损，应当立即予抗感染等对症处理，并至相关专科诊治。

（4）若经 1 个疗程治疗未愈者，可于 2～6 个月内进行下一个疗程治疗。

5．常见问题

（1）^{90}Sr-^{90}Y 核素敷贴治疗后为什么没有看见血管瘤的变化？

答：核素敷贴的治疗效果一般需要治疗 2～3 天后才会开始表现，常表现为局部皮肤颜色改变，初期可能会出现灼热、瘙痒等，一般会自行减轻。

（2）^{90}Sr-^{90}Y 核素敷贴治疗血管瘤一般需要几个疗程才能痊愈？

答：具体疗程数与多个因素相关（生长部位、大小、患儿月龄、病理类型等），不同个体情况不同，其中以 1～3 个疗程者多见。

（3）^{90}Sr-^{90}Y 核素敷贴治疗后，治疗区域周边皮肤会变黑，这是怎么回事？

答：敷贴治疗过程中可能会导致皮肤产生色素沉着，一般无须特殊处理，会随着时间推移而减轻或消失。

（4）^{90}Sr-^{90}Y 核素敷贴治疗后，患处出现水泡、红肿、破损或感染时该怎

么办？

答：若治疗后发现患处皮肤出现上述情况，应立刻停止敷贴治疗，并对症处理，一般使用烧伤膏或抗生素（百多邦、红霉素）涂抹治疗，防止或控制感染，必要时可抗菌治疗。

（作者：李锦林，海南医学院附属第一医院）

打造"完美宝宝"——敷贴治疗

每个宝宝都是上帝赐予父母的天使，是每个家庭的希望，宝宝们的成长宛如破茧成蝶，挣扎着褪去所有的青涩，在阳光下抖动轻盈的翅膀，微微地、幸福地颤抖。但对于有些宝宝来说，羽化成蝶的过程中有些许小挫折，那就是宝宝们遇到了血管瘤。

前言

最近小美有些焦虑，因为她发现宝宝刚出生时脚上的"胎记"竟然变成了一团凸出皮肤的"红色怪东西"。虽然宝宝没有表现出任何的难受，但再三犹豫后，她还是带着宝宝去了医院，一查竟然是小儿皮肤血管瘤。

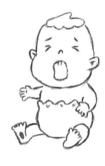

医生，这种血管瘤是良性的，还是恶性的？严不严重啊？

小儿皮肤血管瘤是宝宝在妈妈肚子里发育时血管发生的一点小问题，这是一种良性病变。

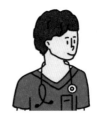

小儿皮肤血管瘤是胚胎发育过程中血管异常增生时产生在皮肤或软组织上的良性肿瘤，多见于婴儿刚出生时或出生不久后，最初表现为皮肤出现像蚊虫叮咬的小红点或胎记，随儿童成长而越来越大。有的人在一定的年龄（6岁以前）可以自行消退，有的会长期存在，伴随人的一生。而处于生长期的血管瘤易于出血、溃疡、坏死和形成疤痕，严重可破坏容貌，所以各位宝妈可不要掉以轻心哦！

那需要怎么治疗呢？

目前的治疗方法主要有：核素敷贴治疗、口服药物、硬化剂注射、局部冷冻、激光治疗和手术切除等。

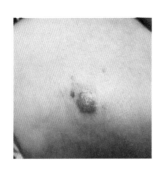

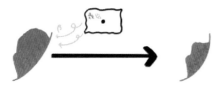

敷贴简易原理

核素敷贴治疗是目前应用较为广泛的治疗，发挥作用的是放射性核素。

核素敷贴治疗具有无痛苦、易护理、不留瘢痕的优点，尤其对草莓状血管瘤治疗效果好。

它是通过发射 β 射线使那些异常的血管萎缩、闭塞，从而达到治疗效果。

这种射线作用范围非常小，不会对其他正常组织造成损伤，它是一种非常安全的治疗方式，各位妈妈们如果担心辐射问题的可以放心！

具体的流程是什么样的呢?

您需要带着您的孩子到核医学科评估后，根据具体情况治疗，然后要按照医生交代的注意事项护理。

关注核医学科公众号查看药物情况 → 携带患儿至核医学科评估 → 专科医生根据情况绘制敷贴范围 → 由专业医生操作敷贴治疗

定时复查治疗情况 ← 做好患处护理

就诊流程图

如何做好患处护理呢?

由于每人病情不一，敷贴的时间不等，主要是要注意时间和敷贴处的干净。

由于患者个体差异和疾病发展变化的复杂性与不可预测性，这要求患者或患者家属注意护理。以下是一些注意事项：

（1）在治疗期间病变部位要注意防擦、防烫。

（2）要按照医生嘱咐的时间摘下敷贴。

（3）如果治疗部位出现水泡、出血、充血水肿、渗液，要及时联系医生处理。

（4）如果有色素沉着、脱皮、皮肤发红变淡，属于正常现象，不用着急。

（5）用过的敷贴剂千万不能乱扔，可以放入密封袋，避免他人近身接触，当作生活垃圾处理。

虽然血管瘤是一种良性病变，但是生长期的血管瘤可能会破坏容貌、影响生活。目前应用的核素敷贴治疗既安全又有效，如果你还在被血管瘤困扰，就快来核医学科接受治疗吧！

（作者：罗晓琴、张馨蕾、潘丽勤，南方医科大学珠江医院核医学科）

巧用核素敷贴治疗各种瘢痕疾病

核素敷贴治疗是将放射性核素制成敷贴器对浅表性皮肤病进行外照射治疗，常用于皮肤血管瘤、皮肤瘢痕等皮肤病的治疗，具有方法简便、无痛、无创、疗效肯定等优势，临床上使用越来越广泛。其原理是利用放射性核素 ^{32}P 衰变时发射的 β 射线破坏血管瘤及瘢痕组织，达到治疗目的。由于操作较为简单、方便，治疗过的瘢痕不容易复发，且由于 β 射线穿透能力较弱，在人体组织内射程较短，因此操作相对安全，不会对周围及深部组织产生不必要的辐射损伤。所以现在越来越多的人选择使用核素敷贴治疗皮肤瘢痕疾病。

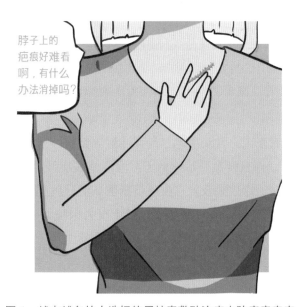

图 1　越来越多的人选择使用核素敷贴治疗皮肤瘢痕疾病

放射性药物产生 β 射线照射人体组织后，β 射线的电离辐射作用使得被照射组织产生一系列生物学效应，使增殖旺盛的瘢痕细胞受到抑制和破坏，进而使增生的组织萎缩或坏死脱去，达到治疗皮肤疾病的目的。由于 β 射线在组织内的射程较短，而在敷贴器的辐射场中韧致辐射的剂量份额又较小（约 2%），不会对深部组织和邻近脏器造成辐射损伤，故治疗是安全可靠的。

一般来说，核素敷贴治疗目前有两种方法，一种是 ^{32}P 敷贴器敷贴治疗，另一种是 ^{90}Sr–^{90}Y 敷贴器治疗。

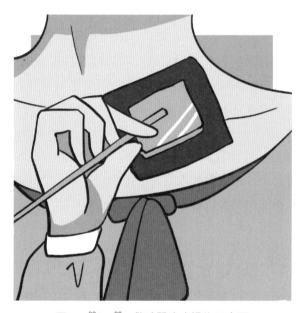

图 2　^{90}Sr–^{90}Y 敷贴器治疗操作示意图

对瘢痕体质患者来说，常规手术、局部注射等创伤性方法治疗后瘢痕容易复发，甚至范围扩大，而核素敷贴治疗由于对瘢痕基底成纤维细胞具有杀伤作用，去除瘢痕或者预防性治疗效果较好。由于核素敷贴治疗后复发率比其他方法低很多，尤其适合瘢痕体质患者的瘢痕治疗。对于较大瘢痕，建议手术或微创治疗后，再进行敷贴治疗则疗效更好。总之，核素敷贴治疗对瘢痕治疗简单、无痛、无创、疗效好、复发率低。

此外，核素敷贴治疗除用于治疗瘢痕疙瘩外，对毛细血管瘤、鲜红斑痣等也有较好的治疗效果，也能对一些病变较为局限的慢性湿疹、牛皮癣、角膜和结膜的非特异性炎症、溃疡等有较为明显的治疗效果。但是，日光性皮炎、复合湿疹等过敏性疾病，泛发性神经皮炎，泛发性湿疹，泛发性牛皮癣等不能用核素敷贴来治疗。

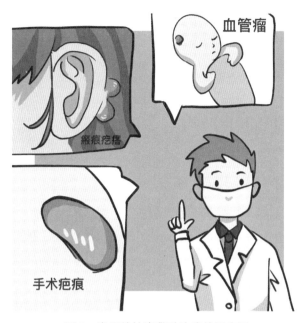

图 3 常见的核素敷贴治疗的适应证

敷贴治疗的方法，一般分为一次大剂量法及多次小剂量法。临床上多次小剂量法比较常用，例如 ^{90}Sr-^{90}Y 敷贴治疗一般分 6~10 次一个疗程，2~3 个月重复一疗程，直到瘢痕基本消失。但要注意控制总剂量，对于年龄小、女性、病程短的患者，应该给予较小剂量，需要重复治疗的患者，应该时隔 2~3 个月进行第二次治疗。

两种不同的敷贴治疗方法，治疗的效果是相当的，在不同的适应情况下，它们各有优劣。^{90}Sr-^{90}Y 敷贴器的优点是不用预约时间，即来即做，简单方便，但是对于面积大的、位置较为隐蔽或不平坦的瘢痕治疗效果欠佳。而 ^{32}P 的优点是可以对面积较大的、位置较为隐蔽或不平坦的瘢痕进行治疗，但是需要个性化的治疗胶布制作及严格的剂量控制。

关于瘢痕敷贴的治疗效果，受到个体对射线敏感程度、瘢痕大小及厚度、剂量、两次治疗时间间隔等的影响，一般瘢痕面积小、薄者的治疗效果更好。

随着互联网的发展传播，越来越多的人知道核素敷贴治疗并且从中获益，在人们越来越注重自身个人外表的今天，核素敷贴治疗也会在核医学领域发光发热，使更多皮肤瘢痕患者受益。

（作者：陈嘉文，中山大学附属第三医院核医学科）

"贴"平瘢痕疙瘩，还您美丽人生

现实生活中，很多人经常在不经意间发生一些磕磕碰碰，一般情况下当时也不会引起注意，谁知有些人小伤口好了，可疤却越来越大、越来越高，刚开始只是觉得有些痒，后来就慢慢感觉有点痛了，瘢痕外表红红的，像个肉疙瘩，这就是我们日常所说的瘢痕体质。

1. 瘢痕疙瘩长什么样？有什么症状

瘢痕疙瘩凸出皮肤表面呈瘤状增生，表面光滑，色红而发亮，皮肤损坏致边缘向外伸出，蟹脚形变，患者感到奇痒或有刺痛灼热感。由于疼痛感敏锐，甚至衣服等轻轻触及即感疼痛，饮酒或辛辣食物刺激后症状加重。

一般人会选择到附近医院进行手术切除，但没想到的是，手术后的刀口往往又形成新的瘢痕，没几个月又长出了一个比原来更大的肉疙瘩，虽然看了很多医生，但都说是瘢痕体质的原因，用了各式各样的去疤产品，钱倒是用了不少，可都没见明显效果。

2. 瘢痕瘙痒，敷贴帮忙

受瘢痕疙瘩困惑的你不如试试核素敷贴治疗。

（1）核素敷贴治疗的原理是什么？

核素敷贴治疗，是核医学应用最早、最普遍也是最成熟的治疗方法之一。核素敷贴治疗应用于临床至今已有40多年的历史。核素敷贴治疗的原理是使用发射 β 射线（也有人称之为"无影刀"）的放射性核素，如磷-32、锶-90或钇-90，将其均匀地吸附于滤纸或银箔上，按病变形状和大小制成专用的敷贴器，把敷贴器紧贴于病变的表面，对表浅病变进行外照射治疗。增生性瘢痕疙瘩经辐照后细胞分裂速度变慢使病变得以控制，从而达到治疗的目的。

（2）敷贴器是什么？

敷贴器是将能发射 β 射线的放射性核素用特殊的工艺涂抹在金属表面制成一个类似于图章的治疗器具。治疗时只要事先准备一张 X 光胶片或一块橡皮泥（为防止损伤周围正常组织），根据疤痕大小、范围剪出一个洞，然后把锶-90 敷贴器（^{90}Sr-^{90}Y 敷贴器）放在用 X 光胶片或橡皮泥遮挡住正常皮肤后露出的增生性疤痕组织上，几分钟即可完成一次治疗，一般 1 个疗程需要 2～5 次治疗。

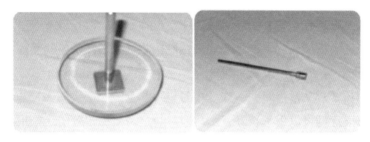

图 1　锶-90 敷贴器外观

（3）锶-90 发射的是 β 射线，β 射线具有三大特点：

①电离能力强——可以破坏瘢痕疙瘩。

②穿透能力弱——薄薄的橡皮圈就能屏蔽它。

③人体组织内射程短——最大穿射距离为 12.9 毫米。

这种疗法对某些疾病治疗效果好，且只对病变组织发生作用，不对正常组织造成损害，无任何痛苦，操作简便，治疗方便，美容效果明显，容易被患者接受，临床应用十分广泛。核医学可以"私人订制"核素敷贴治疗皮肤疤痕。

以下是两组治疗病例的疗效图例。

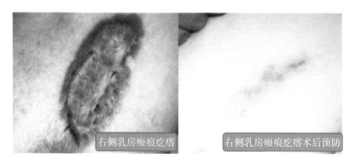

图 2　右侧乳房瘢痕疙瘩治疗前后对照图

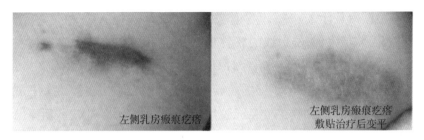

图3 左侧乳房瘢痕疙瘩治疗前后对照图

核素敷贴除治疗疤痕外，还可以用于皮肤血管瘤、神经性皮炎、局限性慢性湿疹、局限性牛皮癣、寻常疣、基底细胞乳头状瘤、表皮赘生物等疾病的治疗。

（4）核素敷贴治疗注意事项：

①采用核素敷贴治疗时，一般3个月内逐步起效，必要时需要重复治疗。对于较大的瘢痕疙瘩可以手术切除，术后应尽快进行敷贴治疗防止瘢痕增生。

②瘢痕容易复发，患者应注意局部皮肤的防护，减少摩擦，穿柔软的内衣，注意休息，减少刺激性饮食，避免喝浓咖啡、烈性酒，减少接触高温环境如泡温泉、蒸桑拿等。

（作者：高照、赵银龙，吉林大学第二医院）

核医学新技术　第四编

"核"你讲解 PSMA PET/CT 显像

老赵同志最近遇到了烦心事，那就是最近夜起小便的次数越来越频繁，已经到了影响睡眠的程度。老赵既往有前列腺增生的情况，所以就没有在意。一直以来复查血清 PSA（前列腺特异抗原）都是轻度升高，虽然偶尔会有一过性升高，但是也会降下来。超声等常规影像学检查做过好几次，都是显示增生。老赵自觉症状越来越严重，于是到了泌尿外科门诊，这次医生跟他说，鉴于他的身体状况和长期病史，建议做个 PSMA PET/CT 检查。

老赵同志一下子又蒙了，赶紧求助："小核医生，这个'皮仕玛（PSMA）'是啥？有用吗？我做了那么多检查为啥还要做这个？"

那就听小核医生仔细讲一讲……

据统计，前列腺癌发病率居全球男性恶性肿瘤第二位，仅次于肺癌，死亡率居第五位。近十年来随着认知程度和检测手段的进步，前列腺癌发病率在我国呈爆发式增长，1988—2015 年全国肿瘤登记地区前列腺癌发病率由 1988 年的 0.171‰ 增至 2015 年的 1.039‰，年均增长 6.91%，发病率居第六位，死亡率居第十位。前列腺癌在早期阶段，症状不明显，患者往往不知道自己患病。60 岁以上的老年人是高发人群，根据流行病学调查统计，2010—2020 年全国前列腺癌患者 80% 以上的病例发病于此年龄段。前列腺癌跟其他很多肿瘤一样，早期生长速度较缓慢，如果及时发现，进行有效治疗，可明显增加患者生命周期，改善预后。

通过上文的讲解，大家都认识到早期准确诊断的重要性，在这其中，老赵提到的"皮仕玛（PSMA）"则是重中之重。PSMA（prostate specific membrane antigen），中文全称为前列腺特异性膜抗原，它是前列腺上皮细胞表达的 II 型跨膜糖蛋白，在前列腺癌细胞中的表达分布为正常细胞的 100～1 000 倍。正是基于这一原理，通过特定核素（比如 F-18，Ga-68 等）标记的 PSMA PET/CT 能够准确识别出人体内的肿瘤组织，是目前全世界公认的前列腺癌精准影像诊断技术。由于其为无创性检查，所以患者接受程度好。近年来，国内外多项顶级研究证实，其诊断灵敏度达到85%以上、特异度达到90%以上，远高于传统影像学。

PSMA PET/CT不仅可以应用于前列腺癌的早期诊断与鉴别诊断（如图1所示），也可用于疾病风险性预估、转移灶查找判定（如图2所示）、临床分期与再分期、穿刺部位指导、治疗方案制订、疗效评价、生化复发的病灶定位诊断等。通俗来说，PSMA PET/CT检查不仅能看是不是有肿瘤，还能看肿瘤在全身的转移情况，预测这个病的危险程度怎么样，哪个部位适合进行穿刺活检，后期应该如何进行治疗，治疗效果好不好以及治疗后是否复发等。可以说，这个检查既是医生手中的"利剑"，也是患者心头的"福音"。

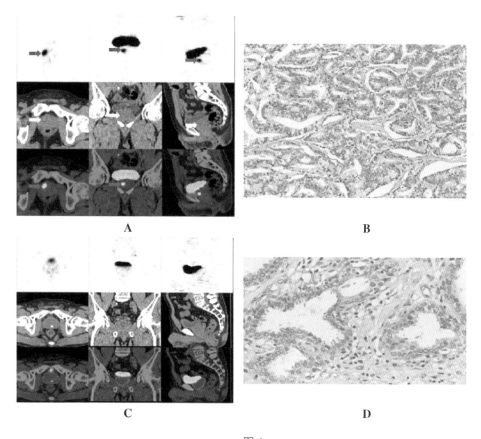

图1

注：A：前列腺右侧叶（红色箭头所示）局限性高度摄取PSMA，CT图像同部位（黄色箭头所示）组织密度及形态未见异常；B：穿刺病理证实红色箭头部位为前列腺癌，GS：4+3=7分；C：前列腺组织未见局限性PSMA异常摄取；D：穿刺结果为增生。

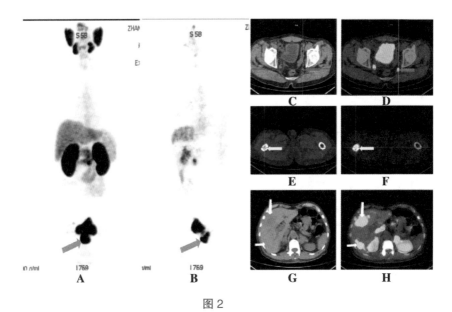

图 2

注：A、B：前列腺癌术后复发（蓝色箭头所示）；C、D：盆壁淋巴结转移，直径 3mm（红色箭头所示）；E、F：右侧股骨转移（黄色箭头所示）；G、H：肝脏多发转移（白色箭头所示）；以上图像非同一患者。

综上所述，PSMA PET/CT 对于前列腺癌的诊断、分期、疗效评估、风险预测等是非常有效的，能够极大提高临床诊治的精准性，从而改善预后。

（作者：李月凯、李昕，山东大学齐鲁医院核医学科）

mCRPC 的创新疗法——^{177}Lu-PSMA-617

1. 什么是 mCRPC

前列腺癌（prostate cancer，PC）在全球范围内是第二常见的男性恶性肿瘤，仅次于肺癌。几乎所有晚期前列腺癌患者接受内分泌治疗后，最终会进展为去势抵抗性前列腺癌（CRPC），其中，转移性去势抵抗性前列腺癌（mCRPC）的肿瘤扩散到身体的其他部位，如邻近器官或骨骼，对激素治疗无反应，是造成患者死亡的主要原因。尽管现有治疗手段不断增加，但 mCRPC 患者的 5 年生存率仍然很低，约为 15%，因此需要寻找新型治疗方法。

2. ^{177}Lu-PSMA-617 是什么

^{177}Lu-PSMA-617 是一种放射性配体疗法（radioligand therapy，RLT），是一种结合了靶向性化合物（配体）和治疗性放射性核素的新型精准癌症治疗方法。

3. ^{177}Lu-PSMA-617 如何治疗 mCRPC

mCRPC 高度表达前列腺特异性膜抗原（PSMA，一种跨膜蛋白）。^{177}Lu-PSMA-617 是一种 PSMA 靶向性放射配体疗法，注入血液后，与表达 PSMA 的前列腺癌细胞结合，因此肿瘤对药物的摄取率高于正常组织。一旦结合，放射性同位素会发射 β 粒子辐射，破坏肿瘤细胞的复制能力或引发细胞死亡。放射性同位素的辐射范围有限，可精确靶向递送辐射，从而限制对周围正常组织的损害。因此，这种治疗方法对于治疗 mCRPC 有很好的前景。

（作者：李敏，海南医学院第一附属医院核医学科）

免疫检查点的"核"心价值

肿瘤微环境（tumor microenvironment，TME）是由肿瘤细胞及相关的基质细胞和免疫细胞，以及所分泌的细胞产物和细胞外基质（extracellular matrix，ECM）中的非细胞成分组成的。肿瘤细胞通过自分泌或旁分泌方式不断与微环境交互，以改变自身的生长和发展的环境，促进肿瘤的进展。在 TME 中，肿瘤细胞为了满足自身生长需求，通过抑制免疫系统的功能，使免疫细胞不能正常识别和杀伤肿瘤而造成"免疫逃逸"。在免疫逃逸机制中，程序性细胞死亡蛋白-1（programmed cell death protein-1，PD-1）和其配体发挥着重要作用，PD-1 是表达在 T 细胞表面的一种免疫抑制蛋白，为 CD28 超家族成员，其配体分为两类，分别是程序性死亡受体—配体 1（programmed cell death-ligand 1，PD-L1）和程序性死亡受体—配体 2（programmed cell death-ligand 2，PD-L2），前者分布较为广泛且两者均能在肿瘤细胞表面表达，作用机制在于肿瘤细胞膜上的 PD-L1/2 通过与 T 细胞表面 PD-1 结合，抑制免疫细胞对肿瘤的识别和清除能力。免疫检查点抑制剂（immune checkpoint inhibitors，ICI）治疗就是基于该调控机制和理论基础，通过阻断上述受体与配体的结合，克服免疫逃逸，增强免疫功能，最终达到肿瘤抑制或杀伤的目的。

近年来，ICI 治疗被广泛用于临床且发挥重要作用，但是临床实践发现，并非所有肿瘤患者都适合该治疗模式，且 ICI 治疗所伴随的免疫相关不良事件是限制该治疗方式进一步推广的一大因素。因此，如何筛选适合 ICI 治疗的潜在获益者以及科学有效评估治疗疗效成为临床亟待解决的问题。当前，临床上通过采用免疫组化的方式评估 PD-L1 表达来作为 ICI 治疗潜在获益者的筛选标准，然而该方法存在有创、无法动态监测表达情况和疗效、肿瘤异质性以及无法早期发现免疫相关不良事件等诸多不足。基于核医学的分子影像有望克服上述不足，实现无创、在体和动态监测 PD-L1 的表达，为肿瘤精准免疫治疗提供新的参考。

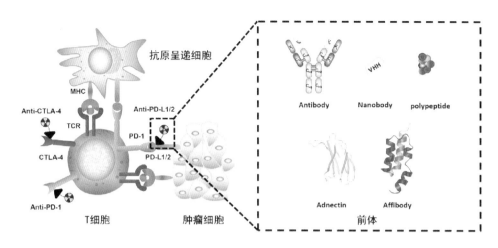

图 1　肿瘤微环境及靶向免疫检查点特异性 PET 探针

核医学实现靶点显像和定量的关键在于新型高灵敏度和特异性探针的开发，目前报道有多种靶向免疫检查点的 PET 探针，依据正电子核素所标记的前体类型可大致分为单克隆抗体、纳米抗体、多肽、Affibody 和 Adnectin 等（见图 1、表 1）。在肿瘤显像方面，上述类型探针具有各自的优势和不足。例如，单抗类探针虽然特异性强、亲和力高但是由于分子量相对较大，故不易进入肿瘤深部；且代谢和清除缓慢，需标记长半衰期核素如 ^{124}I 和 ^{89}Zr 等，这将造成显像时间间隔过长，给患者带来不便。而小分子类探针通过短半衰期核素如 ^{68}Ga 和 ^{18}F 等标记，短时间内即可抵达肿瘤区域实现快速显像，且该类型探针清除较快，避免探针在体内的长时间滞留；但是，小分子类探针可能存在靶向性和亲和力不足以及筛选过程困难等缺陷。总之，随着新型特异性靶向 PD-1/PD-L1 PET 探针的开发，有望实现 ICI 治疗潜在获益者的无创筛选以及治疗过程中疗效的动态监测，最终实现肿瘤的精准免疫治疗。

表 1　靶向免疫检查点特异性探针 PET 探针

核素	前体	前体类型	PET 探针	靶点
^{18}F	BMS-986192	Adnectin	^{18}F-BMS-986192	PD-L1
	Z（PD-L1_1）	Affibody	^{18}F-AlF-NOTA-Z（PD-L1_1）	PD-L1
^{89}Zr	Nivolumab	单克隆抗体	^{89}Zr-Nivolumab	PD-1
	Pembrolizumab	单克隆抗体	^{89}Zr-Pembrolizumab	PD-1

（续上表）

核素	前体	前体类型	PET探针	靶点
^{89}Zr	Atezolizumab	单克隆抗体	^{89}Zr–Atezolizumab	PD–L1
^{124}I	JS001	单克隆抗体	^{124}I–JS001	PD–1
^{64}Cu	Ipilimumab	单克隆抗体	^{64}Cu–DOTA–Ipilimumab	CTLA–4
	WL12	多肽	^{64}Cu–WL12	PD–L1
^{68}Ga	Nb109	纳米抗体	^{68}Ga–NOTA–Nb109	PD–L1
	WL12	多肽	^{68}Ga–NOTA–WL12	PD–L1
	Z（PD–L1_4）	Affibody	^{68}Ga–NOTA–Z（PD–L1_4）	PD–L1

（作者：姚远，北京大学肿瘤医院核医学科）

PET 免疫显像与 PD-1/PD-L1 免疫治疗

近年来，PD-1/PD-L1 免疫治疗已成为多种难治性、复发性肿瘤继放化疗外另一种重要的治疗方法。但实际上大约仅有 29% 的肿瘤患者可以通过这种新的治疗方法获得比较好的治疗效果，所以可见大部分的肿瘤患者并不能通过 PD-1/PD-L1 免疫治疗获益。那患者如何决定是否接受 PD-1/PD-L1 免疫治疗呢？毕竟这是一项费用十分昂贵的治疗。目前最常用的方法是通过免疫组化方法检测患者肿瘤的 PD-L1 表达水平及肿瘤浸润 T 细胞的 PD-1 表达水平。一篇总结了十几项包括非小细胞肺癌、黑色素瘤、膀胱癌等多种实体瘤 PD-1/PD-L1 临床试验结果的文章发现，在 PD-L1 阳性的患者中有 49% 的患者可以获得客观缓解，这个接近一半的数据说明如果一个患者免疫组化结果显示 PD-L1 阳性，将非常适合接受 PD-1/PD-L1 免疫治疗。而 PD-L1 阴性的患者中仅有 15% 有效。

如何将这 15% 的患者筛选出来？PET 免疫显像将会是一个非常好的方法，其以体内特定的分子作为探针成像的靶点，通过影像反映靶向分子如 PD-1/PD-L1 受体在体内整体的表达情况，可以避免穿刺等有创性检查。目前 PD-1/PD-L1 靶向 PET 免疫显像探针主要包括核素标记完整抗体显像、核素标记单域抗体显像及核素标记低分子量探针显像，如图 1 所示。2018 年 *Nature Medicine* 的一篇文章指出第一次使用 ^{89}Zr-Atezolizumab 对即将接受 Atezolizumab 治疗的肿瘤患者进行 PET/CT 显像，发现治疗反应与 SUVmax 之间比与 IHC、RNA 测序有更好的相关性。同年 *Nature Communication* 也发表了一篇文章，文章指出使用 ^{18}F-BMS-986192、^{89}Zr-Nivolumab 对 NCSLC 患者进行 PET/CT 显像，发现治疗有反应患者肿瘤 SUVpeak 均高于无反应患者。PET/CT 免疫显像可以多次、定量检测 PD-1/PD-L1 的表达水平，将有望成为筛选受益患者的重要检查方法。

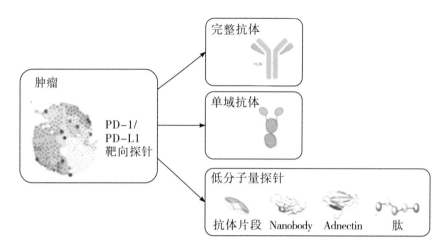

图 1　PD-1/PD-L1 靶向的核素探针：完整抗体、单域抗体及低分子量探针等

（作者：王淑静，北京肿瘤医院核医学科）

FAPI 的那些事

1. CAFs 与 FAP 是什么关系

肿瘤相关成纤维细胞（cancer-associated fibroblasts，CAFs）是上皮癌细胞周围间质的主要成分，尤其在以强烈的促结缔组织增生反应为特征的乳腺癌、结肠癌及胰腺癌中，可占肿瘤总质量的 90%。CAFs 与正常成纤维细胞不同，可特异性高表达成纤维细胞激活蛋白（fibroblast activation protein，FAP），并通过促进上皮—间质的转化、促进肿瘤微血管生成及诱导免疫抑制等多种方式影响肿瘤的发生、侵袭和转移。FAP 独特的酶活性和在肿瘤微环境中选择性表达使其成为一个很有前途的诊疗靶点。

2. 什么是 FAPI

FAPI 即成纤维细胞激活蛋白抑制剂（FAP inhibitors，FAPI），为小分子酶活性抑制剂，已被研究用作抗癌药物的开发。同时，近年多种以喹啉基化学结构框架为基础的 FAPI 及其衍生物，对 FAP 具有高度亲和力及特异性，可用于 PET 或 SPECT 显像，灵敏度高，有利于 FAP 表达阳性疾病的无创性早期诊断、分期、鉴别诊断和预后评估。目前在恶性肿瘤、心肌梗死、类风湿关节炎及免疫球蛋白 IgG_4 相关性疾病中有较多的应用报道。

3. 放射性核素标记 FAPI 显像有什么特点

放射性核素标记的 FAP 靶向分子探针的结构通常包括靶向载体、双功能螯合剂和核素三部分。FAPI 属于靶向载体之一，相较 FAP 抗体，其检测小病灶的灵敏度大大提高，进一步优化了图像质量。FAPI 示踪剂对于大脑、肝脏、消化系统和头颈部黏膜等的本底摄取较低，具有较高的肿瘤/背景比（tumor to background ratio，TBR），这将十分有助于肿瘤的检测和多种肿瘤放疗照射野的勾画。

4．FAPI 显像前病人需要做哪些准备，与 ^{18}F-FDG 显像有何不同

和 ^{18}F-FDG PET/CT 最大的不同在于新型 FAPI 探针显像不受血糖水平影响，检查前患者无须禁食，对糖尿病患者比较友好；研究表明，注射 10 分钟后肿瘤病灶即可快速摄取 FAPI 显像剂，这也提示了其早期成像的可能性，早期成像可以简化临床工作流程，提高患者舒适度，减少辐射负担。

5．FAPI 显像可应用于哪些方面

（1）肿瘤诊断。

目前应用最多的 FAPI 显像剂是 ^{68}Ga-FAPI-04，Kratochwil 等回顾性定量分析了共 80 例患者，28 种不同肿瘤类型对 ^{68}Ga-FAPI-04 的摄取情况；SUVmax ＞ 12 的高摄取组肿瘤包括肉瘤、食管癌、乳腺癌、胆管癌和肺癌；6 ≤ SUVmax ≤ 12 的中摄取组肿瘤包括肝细胞癌、大肠癌、头颈部癌、卵巢癌、胰腺癌和前列腺癌；SUVmax ＜ 6 的低摄取组肿瘤包括嗜铬细胞瘤癌、肾细胞癌、分化型甲状腺癌、腺样囊性癌和胃癌。并且由于 ^{68}Ga-FAPI-04 显像的本底摄取较低（SUVmax ＜ 2），中摄取组的肿瘤与本底对比度超过 3 倍，高摄取组的肿瘤与本底对比度超过 6 倍。

（2）肿瘤分期。

诸多研究显示，与 ^{18}F-FDG PET/CT 相比，^{68}Ga-FAPI PET/CT 更有利于检测食管癌局部淋巴结转移、乳腺癌早期分期、腹膜转移瘤、肺癌脑转移、结直肠肝转移等，有助于肿瘤的精确分期。^{68}Ga-FAPI 还可用于低级别和高级别胶质瘤的无创性鉴别诊断以及检测胶质瘤恶变。

（3）非肿瘤显像。

FAP 在一些良性疾病和正常组织重构过程中也有选择性表达，包括胚胎发育中的基质细胞和间充质干细胞、伤口愈合、纤维化反应和炎症状态（如关节炎、动脉粥样硬化斑块和纤维化），以及心肌梗死后的缺血性心肌细胞。现有研究显示放射性核素标记 FAPI 在心肌梗死、肝硬化、类风湿关节炎及 IgG4 相关性疾病中均具有一定应用价值。

6．FAPI 对比 ^{18}F-FDG PET/CT 的优势与局限性

（1）优势。

①以间质为靶向的 FAPI 显像在检测高表达 FAP 的小病灶时可能比 FDG 显

像更敏感（当肿瘤仅扩增至 1～2mm 大小时，就需要构造支撑性间质，因此间质体积可能会大于肿瘤细胞体积）。

②一些低糖酵解表型（包括低级别肉瘤以及部分卵巢癌、胰腺癌、乳腺癌亚型）或去磷酸化水平高（如分化较好的肝细胞癌）、己糖激酶弱表达（如胆管癌）的肿瘤，^{18}F-FDG 摄取差，灵敏度较低，不利于病灶检出，^{68}Ga-FAPI PET/CT 可以弥补这些不足。

③ FAPI 显像对于大脑、肝脏、消化系统和头颈部黏膜等的本底摄取较低，具有较高的肿瘤 / 背景比，有利于这些部位肿瘤的检测与鉴别。

④可以预计的是今后 FAPI 显像能够用于 FAP 靶向抗癌药物治疗的疗效预测及评估；并且 FAPI 还可用于治疗性放射性核素标记，进而应用于肿瘤诊疗一体化研究。

（2）局限性。

①肿瘤治疗后的间质改变更为复杂，特别是在辐射诱导的纤维化发生之后，关于成纤维细胞活性的调整，尚有许多未知信息，这可能会限制 FAPI 在肿瘤治疗后疗效评估中的应用。

② FAPI 也属于广谱肿瘤示踪剂，并且创伤愈合期成纤维细胞的激活、慢性炎症相关的基质重塑、肝肺纤维化等均可降低 FAPI 肿瘤显像的特异性，相比对 FDG 假阳性摄取的熟悉，我们更缺乏对 FAPI 非肿瘤组织摄取的全面了解及识别，一定程度影响其诊断价值。

③现在 FAPI 多采用 ^{68}Ga 标记，其半衰期短、β 射线能量高，影响 PET 图像质量，且产能较低，不能进行大规模的临床应用研究，未来如能成熟使用 ^{18}F 标记 FAPI，不仅能提高图像分辨率，还可方便通过回旋加速器生产或商业配送。

现阶段需要明确的是，FAPI 显像的临床应用以及与 ^{18}F-FDG 相比的优越性在得出明确结论之前，还需要继续进行大规模的、伴随足够长时间的随访比较研究。我们有理由相信 FAPI PET/CT 必将与 ^{18}F-FDG PET/CT 优势互补，成为核医学诊疗中又一重要基石。

（作者：田小雪，兰州大学第二医院核医学科）

PET-CT 可以见证您的"瘦身好脂肪"

棕色脂肪组织（BAT），你一定想要更多，因为它是一种能让你瘦的好脂肪。与让你看上去"肥胖"的白色脂肪完全不同，棕色脂肪能够通过消耗白色脂肪，产生热量来维持正常体温。因此，棕色脂肪一直是治疗肥胖症的新希望。

2009 年，科学家们用正电子发射计算机断层成像（^{18}F-FDG PET/CT）对大量人群进行检测后，证实在成年人体内也有棕色脂肪的痕迹，这些残留的棕色脂肪主要集中在颈部和锁骨附近。研究人员发现寒冷可能激活棕色脂肪细胞的活性。PET 扫描能显示棕色脂肪的存在。

1．棕色脂肪在哪里

洛克菲勒大学的研究团队与纪念斯隆—凯特琳癌症中心的医生合作，对 2009 年 6 月至 2018 年 3 月期间的 52 487 位患者的 PET 扫描结果进行了分析，发现 5 070 位患者（9.7%）体内能检测到棕色脂肪，提示女性的棕色脂肪比男性更为常见，并随着年龄增长而减少。研究人员在 6 个部位（颈部、锁骨上、腋窝、纵隔、椎旁和腹部）测量了棕色脂肪的活性，发现颈部和锁骨上的棕色脂肪最多。这与先前的研究结果一致。

2．棕色脂肪的主要特性

（1）减肥功能。

棕色脂肪的主要功能是在寒冷的时候，产生大量热能，而不转变为化学能。这一功能受交感神经调节。人们通常把脂肪视为肥胖的"罪魁祸首"。其实，脂肪分为不同种类，不能一概而论。棕色脂肪不仅不会导致肥胖，反而具有减肥功效。白色脂肪堆积在皮下，负责储存多余热量；棕色脂肪负责消耗引起肥胖的白色脂肪，将后者转化成二氧化碳、水和热量。所以棕色脂肪可以加快人体新陈代谢，促进白色脂肪消耗，从而达到减肥的目的。

成年人体内残存的棕色脂肪数量因人而异。这就是为什么有些人终日"胡吃海塞"却可以不费吹灰之力保持苗条身材，而有些人长年减肥却久久不见成效。

（2）寒冷激发。

尽管成年人体内残存有棕色脂肪，但这些有益脂肪只有受寒冷激发才能活跃起来，发挥减肥功效。瑞典哥德堡大学研究人员把 5 名志愿者置于凉爽环境中 2 个小时后，再让他们把一只脚间断性地放入冰水中。PET 扫描显示，每次体温降低，受试者体内的棕色脂肪就开始工作。

但研究还发现，某些肥胖者体内的棕色脂肪不为寒冷"所动"。科学家正尝试利用药物激发它们的活力。英国白金汉大学负责新陈代谢研究的科学家迈克·考索恩说，利用药物激发棕色脂肪活力不失为治疗代谢疾病的一种尝试。另一种利用棕色脂肪减肥的方法是向人体注射棕色脂肪，效果和安全性还有待进一步研究。

（作者：戴远舰，海南医学院第一附属医院核医学科）

核医学辐射 第五编

"核"辐射解密

在工作中经常有患者问："听说你们核医学检查有核辐射？"当然还会有其他科室的医护人员问，患者注射药物后，多久可以和他接触等诸如此类的问题。鉴于大家经常谈核色变，接下来笔者将从以下几个问题着手解除大家的疑惑。

1. 什么是核医学辐射

核医学科检查和治疗的药物均具有放射性，即在核医学科打针或服药的患者身上都有辐射，但所用的放射性药物半衰期短、毒性小，接触这些患者基本不会对人体造成伤害，所以国家对这些患者没有特殊要求。

2. 核医学科检查的辐射剂量有多少

举个例子来说，做一次全身 PET/CT 检查的辐射剂量与一次腹盆腔增强 CT 相当。而 ECT 检查中常见的全身骨显像和肾动态显像的辐射剂量则小于胸部 CT 检查。如表 1 所示：

表 1 医学诊断照射的有效剂量

单位：mSv

诊断程序	典型有效剂量	诊断程序	典型有效剂量
X 线检查		X 线检查	
四肢	0.001	腹部	0.700
胸部	0.100	静脉肾盂造影	3.000
颅骨	0.060	IVP	
椎体	1.500	上消化道造影	6.000
盆腔	0.700	下消化道造影	8.000

（续上表）

诊断程序	典型有效剂量	诊断程序	典型有效剂量
CT 检查		核医学检查	
颅脑	2.000	肺灌注	1.000
胸部	8.000	肾动态显像	1.000
腹盆部	10.000	全身骨扫描	6.000
腹盆部增强	20.000	心肌显像	6.000
		PET/CT	20.000

资料来源：2007 年 ICRP（国际辐射防护委员会）报告。

国家辐射安全标准规定：公众人群组所受到的年有效剂量不超过 1mSv（1 000 μSv）。工作人员职业照射年平均剂量不超过 20mSv，即说明 20mSv 以内的辐射照射不会对人体造成损害。虽然核医学检查患者短期内体内有少量核素残留，对周围有辐射，但辐射量很低，经过一段时间后对周围人群的辐射水平接近本底水平。如表 2 所示，他人在全身骨显像患者注射药物 2 小时后，与患者保持 0.5 米，接触 1 小时，他人会接收到 15 μSv 的辐射，而要达到 1mSv 则需要连续接触 67 个小时。

表 2　全身骨显像患者不同部位、不同时间的辐射测量

单位：μSv/h

时间 (h)	测量距离 0.5m		测量距离 1m		测量距离 2m	
	头部	下腹部	头部	下腹部	头部	下腹部
0.5	37.96 ± 0.67	43.40 ± 0.78	26.05 ± 0.88	30.39 ± 1.03	16.15 ± 0.50	20.38 ± 0.64
1	18.51 ± 0.54	21.77 ± 0.61	13.69 ± 0.43	16.82 ± 0.48	8.97 ± 0.28	12.75 ± 0.39
2	11.57 ± 0.35	14.76 ± 0.45	9.35 ± 0.57	12.88 ± 0.40	6.77 ± 0.24	9.71 ± 0.60
4	7.80 ± 0.25	11.16 ± 0.35	5.64 ± 0.60	7.91 ± 0.41	2.16 ± 0.43	3.58 ± 0.12

资料来源：何文果，段文，徐蓉生，等. 全身骨显像对医院人群辐射影响的初步研究 [J]. 肿瘤预防与治疗，2013，26（1）：21–23.

3．如何减少接触的辐射

我们的秘籍是重复利用辐射的三个原则：时间防护（减少时间）、距离防护（增加距离）、屏蔽防护（用东西挡住）。即注意和患者保持安全距离，尽量缩短接触时间，接触时使用屏蔽物，就可以大大降低接受核医学检查患者对周围人群的辐射剂量。

若需要接触刚注射放射性药物的患者，与患者保持安全距离（1～2米），尽量缩短接触时间，较大剂量者使用铅衣屏蔽，可有效减少接触的辐射剂量。

总之，接受核医学检查患者刚注射显像剂时体内辐射剂量相对高一点，但经过一段时间后，体内放射性核素很快被排泄和衰变减少，一般经过12～24小时，患者体内的辐射剂量就接近本底，辐射可忽略不计，无须过度恐慌。

（作者：王培，北京大学肿瘤医院核医学科）

辐射，您无处可逃

一提到"辐射"，多数人会联想到两枚核弹很壮观的核爆场面：核弹"小男孩"和"小胖子"。"小男孩"是人类历史上首次使用的原子弹。"小胖子"是投掷在长崎的另一枚原子弹。爆炸点 500 米以内的受害者，有 90% 以上的人当场死亡或当日死亡。

还有切尔诺贝利核事故。1986 年 4 月 26 日，切尔诺贝利核电厂的第四号反应堆发生了爆炸。连续的爆炸引发了大火并有大量高能辐射物质散逸到大气层中，这些辐射尘覆盖了大面积区域。这次灾难所释放出的辐射剂量是"二战"时期爆炸于广岛的原子弹的 400 倍以上。

还有福岛核事故。2011 年 3 月 11 日，日本东北太平洋地区发生里氏 9.0 级地震，继而发生海啸。该地震导致福岛第一核电站、福岛第二核电站受到严重影响，随后引发了一系列核爆炸，泄漏大量放射性核素，造成大面积核污染。

再有，就是科幻片里世界末日的核爆……整个地球处处荒土，寸草不生……

谈到辐射，部分人可能会联想起现实生活中的物件：微波炉、手机、电视机、安检机……更谨慎的人会想到大理石、矿石……还有更多人更关注的是医疗检查辐射：胸片、CT、PET、放疗……以上提及的种种，确实都有辐射。

如果躲开以上这些，就能躲开辐射吗？

回答是：不能！

在地球上，你就不可能避开辐射。

什么是辐射？

物理学上讲，辐射是一种能量传递的形式。世间万物，身处环境温度，只要在绝对零度（-273.15℃）以上，都会持续向外传送热量，这种现象就是辐射。宇宙中，非绝对零度的任何物体，都存在辐射。即辐射无处不在，这辈子下辈子，你都逃不过。

我们周围无处不存在辐射，那为什么我们还能活着？

辐射对人体是否有伤害，要看辐射能量的高与低。辐射按能量大小可分为非电离辐射和电离辐射。非电离辐射包括：红外线、可见光、紫外线、微波、无线电波、超声波等；电离辐射包括：α 粒子、β 粒子、γ 射线、X 射线等。

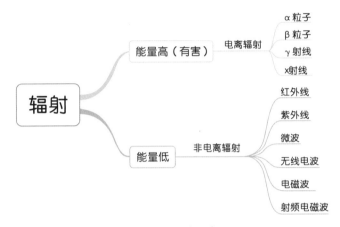

图 1　辐射的分类

非电离辐射是指低能电磁波，也称为电磁辐射。一般的非电离辐射能量很低，对人体伤害小，不需要特殊防护，例如手机的辐射。

国际癌症研究机构将包括手机辐射在内的射频电磁波，划定为 2B 类致癌物。2B 类致癌物即"对人可能致癌，此类致癌物对人致癌性证据有限，对实验动物致癌性证据并不充分；或对人类致癌性证据不足，对实验动物致癌性证据充分"。简单说就是：手机辐射和致癌可能存在因果关系，但证据并不充分。

辐射类别的分级如下：

（1）1 类：确定对人类致癌的因子。

（2）2A 类：很可能。

（3）2B 类：可能。

（4）3 类：对人类致癌暂时无法分类的因子。

（5）4 类：很可能对人类不致癌的因子。

烟草、酒精、槟榔、乙肝病毒（HBV）感染、人乳头瘤病毒（HPV）感染等都是 1 类致癌因素。红肉、65℃以上的热饮、夜班，还有敌敌畏这类杀虫剂都属于 2A 类致癌物。与手机辐射同属于 2B 类致癌物的还有炭黑、汽油、沥青、银杏叶提取物等。

其实，非电离辐射，其电磁辐射能量很小，是比较安全的。

　　辐射的本质，是能量交换、能量传播。例如微波炉、电磁炉，就是将电磁波转为热能。电磁辐射只会产生热效应，不会对人体产生危害。微波炉加热的原理是食物通过吸收微波炉产生的电磁波，产生食物的热效应，只要你没躺在微波炉里面等着"叮"，就是安全的。电磁辐射没有电离物质的能力，很难直接伤害人类。

　　但另一类辐射是电离辐射，其能量相对较高，是需要注意防护的。

　　电离辐射可电离物质，可以对细胞甚至是 DNA 造成损害，比较危险。日常生活中，电离辐射也是无法躲避的。

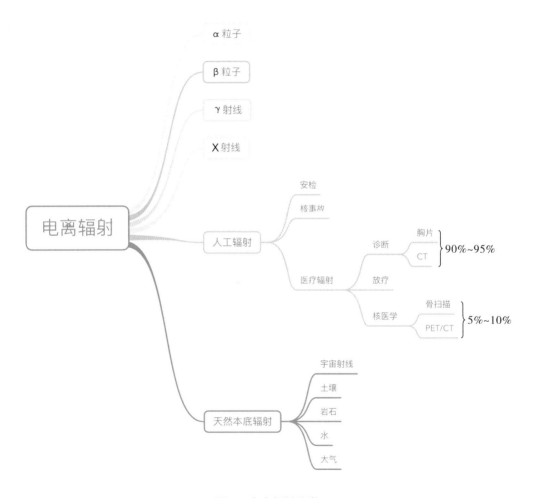

图 2　电离辐射分类

电离辐射包括如下两类：

（1）天然本底辐射：如宇宙射线，以及存在于土壤、岩石、水和大气中的天然放射性核素（铀–238、铀–235、钍–232、钾–40、镭–226）等。

（2）人工辐射：包括医疗辐射，如胸片、CT、全身骨显像、PET/CT 显像等。还有工业辐照、农业辐照、核电、核事故、核爆这种辐射，但这类辐射大众一般不会接触到。

公众接触最多的辐射来自机场、地铁和港口的 X 射线安检，余下大部分都源于医疗辐射。

人类在地球上每时每刻都受到天然本底辐射的辐照。地壳由各种元素组成，地球上天然就有原生放射性核素。放射性核素广泛存在于地球的岩石土壤、江河湖海中，其活度、浓度和分布随地质构造的类型不同而变化。

那躲屋子里应该安全吧？没戏。

不同建筑材料，例如石材、砖、木材、水泥、钢筋等，都有辐射。

地面不安全，那待天上应该安全了吧？也没戏。

并且离地越高，辐射更高。

这是由于逃开了陆地辐射，还有宇宙辐射。海拔越高，辐射越强。宇宙射线的强度随高度而增加，高空、高原受到的宇宙射线剂量比平原地区高。

1912 年，物理学家维克托·赫斯利用热气球，带着静电计，登上 5 300 米的高空。他探测到电离率增长到地面的大约 4 倍。即使在海拔最低的海平面上，宇宙射线对人体的照射剂量也有 0.4mSv/ 年。

表 1　天然本底和飞机飞行的辐射率

单位：μSv/h

辐射源	典型剂量率
天然本底外照射剂量率	$0.06 \sim 0.20$
天然本底剂量率（总）	$0.30 \sim 1.50$
飞机飞行	3.00

在飞机的巡航高度上，宇宙射线的强度比地面高得多，其剂量可达地面值的百倍。天上陆地都辐射，那人们能逃哪去？

为了评价辐射防护，人们人为引入了 Sv（西弗）这一单位，即有效剂量单位。Sv 是 Sievert 的缩写，中文读为"惜福"。其是以瑞典核物理学家拉尔夫·西弗特命名的。

联合国原子辐射效应科学委员会报告指出，在地球上，人均受到的天然电离辐射年剂量为 2.4mSv。

表 2　几种辐射的年剂量

辐射分类	年剂量典型范围 /mSv
10 小时飞行	0.03
胸部 X 线	0.05
天然本底年剂量	2.40
核工作人员年剂量	1.00
海平面宇宙辐射年剂量	0.40
墨西哥城宇宙辐射年剂量（海拔高度 2 300 米）	0.80
切尔诺贝利事故已恢复工作人员	150.00

全球不同地区的天然本底辐射剂量不尽相同。我国天然本底辐射年均剂量约 3.1mSv（0.35μSv/h），芬兰和瑞典较高，每年约 6～8mSv。

有效剂量主要用来描述辐射所致机体健康危害的大小，以及定量评价辐射照射有可能导致的风险大小。

西弗，这个量太大，10 个西弗，即 10 000mSv，受到这个剂量照射的人必死无疑。日常用西弗的千分之一，即 mSv（毫西弗）来衡量辐射，也有用 μSv（微西弗）的。1Sv=1 000mSv，1mSv=1 000μSv。

表 3　剂量大小对人体健康的影响

剂量范围 /mSv	人体健康影响
小于 10	没有影响健康的直接证据
10～1 000	没有早期影响。在较高剂量下，受照人群中某些癌症的发病率增加
1 000～10 000	辐射疾病，死亡威胁，受照人群中某些癌症的发病率增加
大于 10 000	死亡

那么，多少剂量是无害的呢？

我国对公众推荐的有效剂量限值是：对公众成员个人受照射剂量限值为年有效剂量不超过 1mSv；并且如果 5 个连续年平均剂量不超过 1mSv，则某单一年份接受的有效辐射剂量可以提高到 5mSv。放射性工作人员个人计量限值为连续 5 年的平均有效剂量为 20mSv，任何一年中的有效剂量为 50mSv。

简单点说就是，我国对健康人群设定的年均电离辐射剂量限值为 1mSv（指环境本底辐射，不包括医疗辐射），医务人员的剂量限值连续 5 年每年不能超过 20mSv，其中最高不能超过 50mSv。

医务人员的辐射剂量限值是普通人的 20 倍？难道医务人员更耐照？

其实，辐射损伤剂量阈值是 100mSv，低于 100mSv 的辐射吸收剂量，不能确定对人体产生辐射效应。放射性工作人员每天都在接触辐射，大家也都活得好好的。

除天然本底辐射外，人类受到的辐射主要来自医疗照射，其中 90%～95% 来自 X 射线诊断和放疗，不到 5%～10% 来自核医学诊断和治疗。

电离辐射包括粒子辐射和高能电磁波，PET/CT 检查的辐射确实属于电离辐射。目前 PET/CT 中的 CT 扫描大多为低剂量扫描模式，加上注射的放射性显像剂，总辐射剂量为 11.8mSv 左右，与腹盆腔诊断 CT 检查的辐射剂量相仿。笔者可以肯定的是，近二十多年来，笔者所属的科室经手过的近 20 万例 PET/CT 检查患者，至今未曾见过一例出现严重问题的。

下面谈谈身边不可避免的电离辐射量。

在飞行到 9 144 米高空时，辐射的强度约 2μSv/h，飞行 10 小时，接受的辐射约 20μSv。

抽烟也有辐射，香烟含有放射性的钋和铅。放射性物质钋-210，释放 α 射线。吸烟时，钋会进入口腔、气道、肺泡内，并附着在上面。如果每天一包烟，每年受到的辐射剂量约为 35mSv（不同香烟辐射含量不同，一包烟的年辐射剂量约 1.7～50mSv）。辐射剂量比 PET/CT 检查还多，但为啥这么多人还在抽烟？

抽烟本来就不健康，那健康点，吃根香蕉吧。

其实，香蕉内也有辐射！

香蕉中约有 0.011 7% 的放射性钾-40。钾-40 是放射性同位素，衰变时释放 β 射线和 γ 射线。每吃一根香蕉，就受到约 0.1μSv 的辐射剂量。

理论上，所有的香蕉都含有钾-40，所以有个名词叫"香蕉等效剂量"，用等于"吃了多少香蕉"来衡量辐射剂量。吃 20 根香蕉，等于坐了一小时飞机，或抽了半根烟的辐射。

那不抽烟，不吃香蕉，是不是就远离辐射了？

回答也是：不！

食物、水也含少量放射性核素。放射性核素会通过食物，进入消化系统，再随血液循环，进入其他器官组织，并逐渐积累。如铀、钍系的某些核素，主要积淀于骨骼内，因此，骨骼会受到较大剂量的内照射。

钾及其放射性同位素，也是人体内含量较多的元素，是人体受天然核辐射的主要来源之一。

那好，不吃不喝行吗？

然而，你只要呼吸空气，就可能吸入放射性核素！这是由于在空气中，悬浮着许多放射性物质小颗粒，其中对人体危害最大的是放射性氡气及其子体。

表4　几种辐射源的年剂量

单位：mSv

辐射源或照射方式	年平均剂量	年剂量典型范围	注释
吸入（氡气）	1.26	0.2～10	在某些住宅内剂量很高
陆地外照射	0.48	0.3～1	在某些地方剂量很高
摄入	0.29	0.2～1	
宇宙辐射	0.39	0.3～1	剂量随海拔高度增加
合计	2.4	1～13	有相当一部分居民群体每年受到的剂量在10～20mSv之间

我们改变不了环境，也不能活在绝对零度下，那就坦然地接受辐射吧。

一些研究表明，低辐射剂量致癌概率很低，但研究结论仍有差别。

按概率来说，做一次普通CT检查导致癌症的概率极低，我们不能因为医疗检查有辐射而拒绝必要的检查，有关医学检查的剂量学的详细知识，一定要参考专业书籍和听专业医生的。

（作者：姚之丰，上海复旦大学附属肿瘤医院核医学科）

无须担心 ^{18}F-FDG 显像的辐射！

随着核医学技术的发展，众多医院科室逐渐认可核医学，核医学检查也进入大众视野，甚至成为体检推荐项目之一。然而，大多数人还是对核医学检查的安全性抱有疑虑——毕竟有个"核"字。核医学检查对患者、患者家属甚至医护人员的辐射问题，成为人们重点关注的问题。

1. 首先要正确认识辐射

辐射是物质发出的以电磁波或粒子等形式传播的一种能量，分为电离辐射（如 X 射线、γ 射线）和非电离辐射（如紫外线、激光、微波），其中电离辐射才是需要我们关心的辐射。在日常生活中，人们无时无刻不接受着辐射，天然辐射无处不在，宇宙、陆地、建筑物、动植物、空气乃至人体本身都存在辐射。随着科学技术的发展，人们还受到人工辐射，例如医疗辐射、工业辐射。数据表明，在人们受到的所有辐射中，约 80% 以上来自天然辐射，不到 20% 来自人工辐射，而人工辐射主要为医疗辐射。

2. 辐射剂量与限值

辐射是否会对身体健康甚至生命安全造成不利影响？这是人们做放射性检查时最关心的问题。历史上核事故引发的伤亡让人们谈"核"色变，但是，离开剂量谈毒性显然是不合理的。天然辐射不可避免，但地球上的生命依旧在辐射环境下繁衍生息，这必然与受照射的剂量相关。全世界人类每年受天然辐射照射的人均有效剂量为 2.4 mSv（毫西弗，辐射剂量单位），天然辐射的剂量根据地理位置不同会有所差异，中国每年受天然辐射照射的人均有效剂量约为 3.1mSv。海拔越高的位置，所受天然辐射的剂量也会增加，若乘坐飞机高空飞行 10 小时，辐射剂量将增加到 20μSv。由于某些植物内也含放射性核素，所以饮食也会影响人们所受的辐射剂量的高低，例如香蕉含有钾-40，吃一根香蕉有 0.1μSv 辐射；

烟草里有钋-210 和铅-210，一个每天吸 20 支烟的烟民每年辐射吸收剂量远远超过 1mSv。大量的临床流行病学研究指出，当年平均有效辐射剂量大于 100mSv 时，患癌症的概率才会增加，而小于 100mSv 时，患癌概率与仅受天然本底辐射时几乎无异。

3. ^{18}F-FDG 显像辐射剂量

医疗辐射占人工辐射的近 98%，主要来自放射科、放疗科、介入科以及核医学科检查和治疗。核医学常规 ^{18}F-FDG PET/CT 显像检查对患者造成的总有效辐射剂量约 8～10mSv，与其他放射性检查相比并不高，做一次胸部 CT 约 8mSv、一次腹部或盆部 CT 约 10mSv。

由于做核医学 PET/CT 检查是将放射性药物注射入患者静脉，所以注射药物后的患者也相当于放射源，患者家属、医护人员以及其他公众均会受到来自患者的辐射。临床研究指出，患者注射药物 ^{18}F-FDG 后，对于白天近距离照顾患者的家庭成员，接触 6 小时，间距 1 米，平均受到仅 10.3μSv 左右的辐射；对于因指导患者体位摆放而短暂接触患者的技师，接触 5 分钟，距离 0.3 米，平均受到 5.83μSv 的辐射；注射药物 24 小时后患者体内的辐射剂量已降低为本底辐射剂量。通过上述数据可知，^{18}F-FDG 显像患者对公众人群的辐射剂量远低于 1mSv/年的剂量限值，并且，若以职业人员 20mSv/年的限值计算，1 名技师 1 年内接触 3 430 例 ^{18}F-FDG 显像患者才会达到该剂量限值。因此，核医学 ^{18}F-FDG 显像检查对于患者、患者家属、公众及医护人员产生的辐射剂量较低，不必过度担心核医学 ^{18}F-FDG 显像检查中的辐射。

（作者：刘嘉月，北京大学肿瘤医院核医学科）

7 000 元的 PET/CT 检查，会让人出问题？

核医学科有项最贵的检查——约 7 000 元的 PET/CT 扫描，不少患者都嘀咕："听说这个检查的辐射不得了，要照死人啊！"

那么事实如何呢？今天就来聊聊 PET/CT 的辐射吧！

问：什么是辐射呀？

答：只要生活在地球上，坐飞机、抽烟、喝水、吃饭，甚至呼吸都会受到辐射！只要高于绝对零度（–273.15℃），世间万物均会持续向外传递热量（辐射的一种）。

问：那这怎么活啊？

答：不要慌，不要慌……日常生活中的辐射（使用手机、电视、电脑、微波炉时产生的辐射）通常不会影响人们身体健康。

联合国原子辐射效应科学委员会报告中指出：全球平均天然本底辐射剂量为每人每年 2.4mSv（范围 1.0～13.0mSv）。

大量流行病学的调查分析表明：天然本底辐射水平对人的健康没有影响。除天然本底辐射外，我们受到的电离辐射主要来自医疗辐射，其中 90%～95% 来自 X 射线诊断和放疗，不到 5%～10% 来自核医学诊断和治疗。

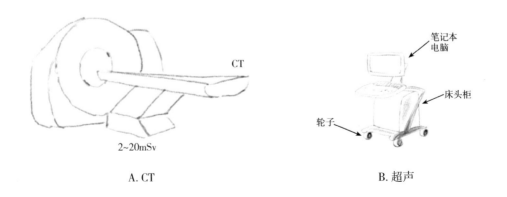

A. CT　　　　　　　　　　　　　　　　B. 超声

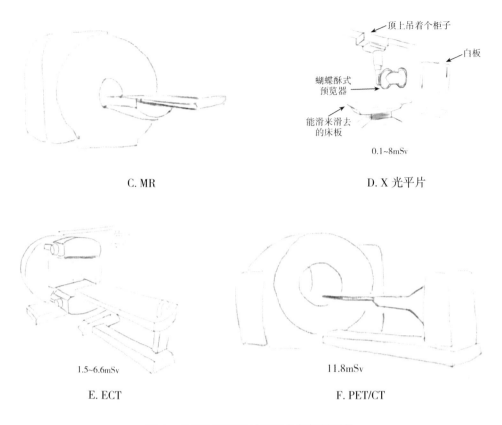

C. MR

D. X 光平片

E. ECT
1.5~6.6mSv

F. PET/CT
11.8mSv

图1　常见医疗影像检查设备与辐射剂量

问：看来做一次 PET/CT 检查的辐射也不是特别大啊。

答：那当然。

画重点如下：

（1）国内外研究表明：医学影像检查的致癌率为一百万分之一到五百万分之一。

（2）辐射有效剂量小于100mSv 时，致使癌症发生的可能性很低。

（3）即使对于胎儿，只要辐射剂量不超过50mSv，胎儿也不会受到损伤。

综上，PET/CT 检查的辐射在安全范围内。请正确认识，正常对待。平常心有助于病情康复哦！

（作者：陈雯、姚之丰、黄正文，上海复旦大学附属肿瘤医院）

核医学检查安全吗?

核医学检查是将放射性核素标记的药物引入患者体内，利用核素释放出的射线在人体内的位置及数量，通过 SPECT 或 PET 仪器显示出病灶在人体的"分布图"，从而对疾病进行诊断。

核医学检查和治疗过程都伴有辐射的存在，常规核医学检查产生的电离辐射剂量都在严格控制的范围之内，合理范围内应用核医学检查和治疗，患者的获益远远大于损害。

电离辐射作用于生物体后，会产生辐射生物效应。那么是不是只要受到电离辐射，就会对人体产生危害呢？答案是否定的。

首先，我们每时每刻都在接受着来自大自然的辐射，也就是本底辐射。在飞行到 9 144 米高空时，辐射的强度最高达 $5\mu Sv/h$，也就是飞行 10 小时，接受的辐射约 $50\mu Sv$。全球不同地区的天然本底辐射剂量存在差别，我国天然本底辐射平均剂量约 $3.1mSv/y$。电离辐射对生物体的损伤包括短期损伤和长期损伤。短期内如果接受大量电离辐射，生物体会产生不可逆的损伤。但是，低于 $100mSv/y$ 的辐射对人群癌症发生率的影响和本底辐射并无差异。

核医学检查的辐射均较低，并且射线的能量也较低，对人体组织细胞的辐射生物效应很小，同时由于人体具有强大的修复系统，常规核医学检查的小剂量辐射不会导致人体脏器功能受损。

总之，由于核素示踪技术非常灵敏，核医学用的放射性药物中的化学成分极其微量，几乎不会引起过敏及毒性反应的发生，核医学检查所用放射性药物的辐射均在安全范围内，不会对人体造成辐射损伤，所以，核医学诊疗是非常安全的。

（作者：覃晓香，广西医科大学附属第一临床医院核医学科）